U0346596

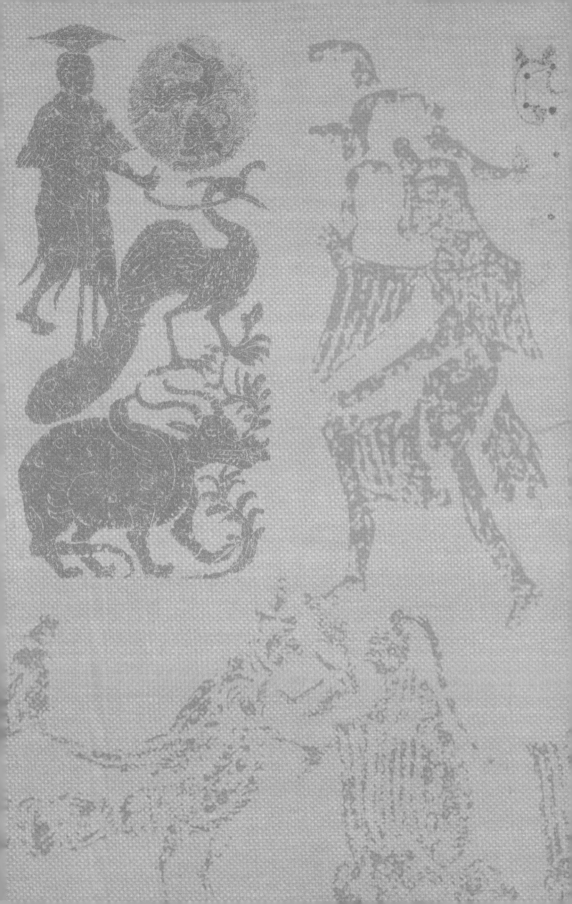

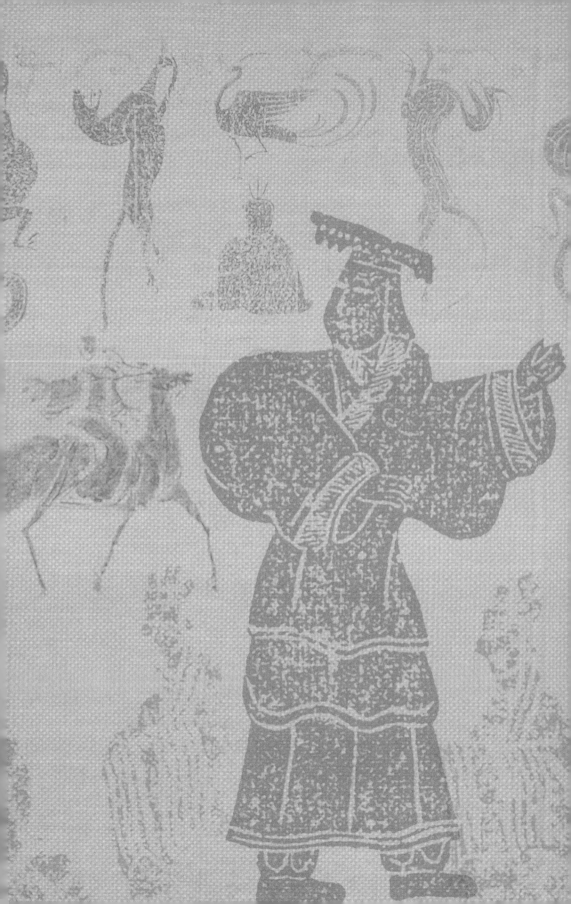

中国古医籍整理丛书

医 宗 宝 镜

清·邓复旦　撰

朱德明　校注

中国中医药出版社
·北　京·

图书在版编目（CIP）数据

医宗宝镜/（清）邓复旦撰；朱德明校注 . —北京：中国中医药出版社，2015.1（2021.1重印）

（中国古医籍整理丛书）

ISBN 978 - 7 - 5132 - 2179 - 5

Ⅰ.①医… Ⅱ.①邓…②朱… Ⅲ.①中国医药学 - 中国 - 清代 Ⅳ.①R2 - 52

中国版本图书馆 CIP 数据核字（2014）第 290433 号

中 国 中 医 药 出 版 社 出 版
北京经济技术开发区科创十三街 31 号院二区 8 号楼
邮政编码 100176
传真 010 64405721
廊坊市祥丰印刷有限公司印刷
各地新华书店经销
*
开本 710 × 1000 1/16 印张 13.25 字数 133 千字
2015 年 1 月第 1 版 2021 年 1 月第 2 次印刷
书 号 ISBN 978 - 7 - 5132 - 2179 - 5
*
定价 39.00 元
网址 www.cptcm.com

国家中医药管理局
中医药古籍保护与利用能力建设项目
组织工作委员会

主 任 委 员 王国强

副 主 任 委 员 王志勇　李大宁

执 行 主 任 委 员 曹洪欣　苏钢强　王国辰　欧阳兵

执行副主任委员 李　昱　武　东　李秀明　张成博

委　　　　员

各省市项目组分管领导和主要专家

　　（山东省）武继彪　欧阳兵　张成博　贾青顺

　　（江苏省）吴勉华　周仲瑛　段金廒　胡　烈

　　（上海市）张怀琼　季　光　严世芸　段逸山

　　（福建省）阮诗玮　陈立典　李灿东　纪立金

　　（浙江省）徐伟伟　范永升　柴可群　盛增秀

　　（陕西省）黄立勋　呼　燕　魏少阳　苏荣彪

　　（河南省）夏祖昌　刘文第　韩新峰　许敬生

　　（辽宁省）杨关林　康廷国　石　岩　李德新

　　（四川省）杨殿兴　梁繁荣　余曙光　张　毅

各项目组负责人

　　王振国（山东省）　王旭东（江苏省）　张如青（上海市）

　　李灿东（福建省）　陈勇毅（浙江省）　焦振廉（陕西省）

　　蔡永敏（河南省）　鞠宝兆（辽宁省）　和中浚（四川省）

项目专家组

顾　问　马继兴　张灿玾　李经纬

组　长　余瀛鳌

成　员　李致忠　钱超尘　段逸山　严世芸　鲁兆麟
　　　　郑金生　林端宜　欧阳兵　高文柱　柳长华
　　　　王振国　王旭东　崔　蒙　严季澜　黄龙祥
　　　　陈勇毅　张志清

项目办公室（组织工作委员会办公室）

主　任　王振国　王思成

副主任　王振宇　刘群峰　陈榕虎　杨振宁　朱毓梅
　　　　刘更生　华中健

成　员　陈丽娜　邱　岳　王　庆　王　鹏　王春燕
　　　　郭瑞华　宋咏梅　周　扬　范　磊　张永泰
　　　　罗海鹰　王　爽　王　捷　贺晓路　熊智波

秘　书　张丰聪

前 言

中医药古籍是传承中华优秀文化的重要载体，也是中医学传承数千年的知识宝库，凝聚着中华民族特有的精神价值、思维方法、生命理论和医疗经验，不仅对于传承中医学术具有重要的历史价值，更是现代中医药科技创新和学术进步的源头和根基。保护和利用好中医药古籍，是弘扬中国优秀传统文化、传承中医学术的必由之路，事关中医药事业发展全局。

1949 年以来，在政府的大力支持和推动下，开展了系统的中医药古籍整理研究。1958 年，国务院科学规划委员会古籍整理出版规划小组在北京成立，负责指导全国的古籍整理出版工作。1982 年，国务院古籍整理出版规划小组召开全国古籍整理出版规划会议，制定了《古籍整理出版规划（1982—1990）》，卫生部先后下达了两批 200 余种中医古籍整理任务，掀起了中医古籍整理研究的新高潮，对中医文化与学术的弘扬、传承和发展，发挥了极其重要的作用，产生了不可估量的深远影响。

2007 年《国务院办公厅关于进一步加强古籍保护工作的意见》明确提出进一步加强古籍整理、出版和研究利用，以及

"保护为主、抢救第一、合理利用、加强管理"的方针。2009年《国务院关于扶持和促进中医药事业发展的若干意见》指出，要"开展中医药古籍普查登记，建立综合信息数据库和珍贵古籍名录，加强整理、出版、研究和利用"。《中医药创新发展规划纲要（2006—2020)》强调继承与创新并重，推动中医药传承与创新发展。

2003～2010年，国家财政多次立项支持中国中医科学院开展针对性中医药古籍抢救保护工作，在中国中医科学院图书馆设立全国唯一的行业古籍保护中心，影印抢救濒危珍本、孤本中医古籍1640余种；整理发布《中国中医古籍总目》；遴选351种孤本收入《中医古籍孤本大全》影印出版；开展了海外中医古籍目录调研和孤本回归工作，收集了11个国家和2个地区137个图书馆的240余种书目，基本摸清流失海外的中医古籍现状，确定国内失传的中医药古籍共有220种，复制出版海外所藏中医药古籍133种。2010年，国家财政部、国家中医药管理局设立"中医药古籍保护与利用能力建设项目"，资助整理400余种中医药古籍，并着眼于加强中医药古籍保护和研究机构建设，培养中医古籍整理研究的后备人才，全面提高中医药古籍保护与利用能力。

在此，国家中医药管理局成立了中医药古籍保护和利用专家组和项目办公室，专家组负责项目指导、咨询、质量把关，项目办公室负责实施过程的统筹协调。专家组成员对古籍整理研究具有丰富的经验，有的专家从事古籍整理研究长达70余年，深知中医药古籍整理研究的重要性、艰巨性与复杂性，履行职责认真务实。专家组从书目确定、版本选择、点校、注释等各方面，为项目实施提供了强有力的专业指导。老一辈专家的学术水平和智慧，是项目成功的重要保证。项目承担单位山东中医药大学、南京中医药大学、上海中医药大学、福建中医药大学、浙江省中医药研究院、陕西省中医药研究院、河南省中医药研究院、辽宁中医药大学、成都中医药大学及所在省市中医药管理部门精心组织，充分发挥区域间互补协作的优势，并得到承担项目出版工作的中国中医药出版社大力配合，全面推进中医药古籍保护与利用网络体系的构建和人才队伍建设，使一批有志于中医学术传承与古籍整理工作的人才凝聚在一起，研究队伍日益壮大，研究水平不断提高。

本着"抢救、保护、发掘、利用"的理念，该项目重点选择近60年未曾出版的重要古医籍，综合考虑所选古籍的保护价值、学术价值和实用价值。400余种中医药古籍涵盖了医经、基础理论、诊法、伤寒金匮、温病、本草、方书、内科、外科、女科、儿科、伤科、眼科、咽喉口齿、针灸推拿、养生、医案医话医论、医史、临证综合等门类，跨越唐、宋、金元、明以迄清末。全部古籍均按照项目办公室组织完成的行业标准《中医古籍整理规范》及《中医药古籍整理细则》进行整理校注，绝大多数中医药古籍是第一次校注出版，一批孤本、稿本、抄本更是首次整理面世。对一些重要学术问题的研究成果，则集中收录于各书的"校注说明"或"校注后记"中。

"既出书又出人"是本项目追求的目标。近年来，中医药古籍整理工作形势严峻，老一辈逐渐退出，新一代普遍存在整理研究古籍的经验不足、专业思想不坚定等问题，使中医古籍整理面临人才流失严重、青黄不接的局面。通过本项目实施，搭建平台，完善机制，培养队伍，提升能力，经过近5年的建设，锻炼了一批优秀人才，老中青三代齐聚一堂，有效地稳定了研究队伍，为中医药古籍整理工作的开展和中医文化与学术的传承提供必备的知识和人才储备。

本项目的实施与《中国古医籍整理丛书》的出版，对于加强中医药古籍文献研究队伍建设、建立古籍研究平台，提高古籍整理水平均具有积极的推动作用，对弘扬我国优秀传统文化，推进中医药继承创新，进一步发挥中医药服务民众的养生保健与防病治病作用将产生深远影响。

第九届、第十届全国人大常委会副委员长许嘉璐先生，国家卫生计生委副主任、国家中医药管理局局长、中华中医药学会会长王国强先生，我国著名医史文献专家、中国中医科学院马继兴先生在百忙之中为丛书作序，我们深表敬意和感谢。

由于参与校注整理工作的人员较多，水平不一，诸多方面尚未臻完善，希望专家、读者不吝赐教。

国家中医药管理局中医药古籍保护与利用能力建设项目办公室

二〇一四年十二月

许 序

"中医"之名立，迄今不逾百年，所以冠以"中"字者，以别于"洋"与"西"也。慎思之，明辨之，斯名之出，无奈耳，或亦时人不甘泯没而特标其犹在之举也。

前此，祖传医术（今世方称为"学"）绵延数千载，救民无数；华夏屡遭时疫，皆仰之以度困厄。中华民族之未如印第安遭染殖民者所携疾病而族灭者，中医之功也。

医兴则国兴，国强则医强。百年运衰，岂但国土肢解，五千年文明亦不得全，非遭泯灭，即蒙冤扭曲。西方医学以其捷便速效，始则为传教之利器，继则以"科学"之冕畅行于中华。中医虽为内外所夹击，斥之为蒙昧，为伪医，然四亿同胞衣食不保，得获西医之益者甚寡，中医犹为人民之所赖。虽然，中国医学日益陵替，乃不可免，势使之然也。呜呼！覆巢之下安有完卵？

嗣后，国家新生，中医旋即得以重振，与西医并举，探寻结合之路。今也，中华诸多文化，自民俗、礼仪、工艺、戏曲、历史、文学，以至伦理、信仰，皆渐复起，中国医学之兴乃属必然。

迄今中医犹为国家医疗系统之辅，城市尤甚。何哉？盖一则西医赖声、光、电技术而于20世纪发展极速，中医则难见其进。二则国人惊羡西医之"立竿见影"，遂以为其事事胜于中医。然西医已自觉将入绝境：其若干医法正负效应相若，甚或负远逾于正；研究医理者，渐知人乃一整体，心、身非如中世纪所认定为二对立物，且人体亦非宇宙之中心，仅为其一小单位，与宇宙万象万物息息相关。认识至此，其已向中国医学之理念"靠拢"矣，虽彼未必知中国医学何如也。唯其不知中国医理何如，纯由其实践而有所悟，益以证中国之认识人体不为伪，亦不为玄虚。然国人知此趋向者，几人？

国医欲再现宋明清高峰，成国中主流医学，则一须继承，一须创新。继承则必深研原典，激清汰浊，复吸纳西医及我藏、蒙、维、回、苗、彝诸民族医术之精华；创新之道，在于今之科技，既用其器，亦参照其道，反思己之医理，审问之，笃行之，深化之，普及之，于普及中认知人体及环境古今之异，以建成当代国医理论。欲达于斯境，或需百年欤？予恐西医既已醒悟，若加力吸收中医精粹，促中医西医深度结合，形成21世纪之新医学，届时"制高点"将在何方？国人于此转折之机，能不忧虑而奋力乎？

予所谓深研之原典，非指一二习见之书、千古权威之作；就医界整体言之，所传所承自应为医籍之全部。盖后世名医所著，乃其秉诸前人所述，总结终生行医用药经验所得，自当已成今世、后世之要籍。

盛世修典，信然。盖典籍得修，方可言传言承。虽前此50余载已启医籍整理、出版之役，惜旋即中辍。阅20载再兴整理、出版之潮，世所罕见之要籍千余部陆续问世，洋洋大观。

今复有"中医药古籍保护与利用能力建设"之工程，集九省市专家，历经五载，董理出版自唐迄清医籍，都400余种，凡中医之基础医理、伤寒、温病及各科诊治、医案医话、推拿本草，俱涵盖之。

噫！璐既知此，能不胜其悦乎？汇集刻印医籍，自古有之，然孰与今世之盛且精也！自今而后，中国医家及患者，得览斯典，当于前人益敬而畏之矣。中华民族之屡经灾难而益蕃，乃至未来之永续，端赖之也，自今以往岂可不后出转精乎？典籍既蜂出矣，余则有望于来者。

谨序。

第九届、十届全国人大常委会副委员长

许嘉璐

二〇一四年冬

王 序

　　中医学是中华民族在长期生产生活实践中，在与疾病作斗争中逐步形成并不断丰富发展的医学科学，是中国古代科学的瑰宝，为中华民族的繁衍昌盛作出了巨大贡献，对世界文明进步产生了积极影响。时至今日，中医学作为我国医学的特色和重要医药卫生资源，与西医学相互补充、相互促进、协调发展，共同担负着维护和促进人民健康的任务，已成为我国医药卫生事业的重要特征和显著优势。

　　中医药古籍在存世的中华古籍中占有相当重要的比重，不仅是中医学术传承数千年最为重要的知识载体，也是中医为中华民族繁衍昌盛发挥重要作用的历史见证。中医药典籍不仅承载着中医的学术经验，而且蕴含着中华民族优秀的思想文化，凝聚着中华民族的聪明智慧，是祖先留给我们的宝贵物质财富和精神财富。加强对中医药古籍的保护与利用，既是中医学发展的需要，也是传承中华文化的迫切要求，更是历史赋予我们的责任。

　　2010 年，国家中医药管理局启动了中医药古籍保护与利用能力建设项目。这既是传承中医药的重要工程，也是弘扬优秀民族文化的重要举措，不仅能够全面推进中医药的有效继承和创新发展，为维护人民健康做出贡献，也能够彰显中华民族的璀璨文化，为实现中华民族伟大复兴的中国梦作出贡献。

相信这项工作一定能造福当今，嘉惠后世，福泽绵长。

国家卫生和计划生育委员会副主任

国家中医药管理局局长

中华中医药学会会长

王国强

二〇一四年十二月

王序 ══ 二

马 序

　　新中国成立以来，党和国家高度重视中医药事业发展，重视古籍的保护、整理和研究工作。自 1958 年始，国务院先后成立了三届古籍整理出版规划小组，分别由齐燕铭、李一氓、匡亚明担任组长，主持制订了《整理和出版古籍十年规划（1962—1972）》《古籍整理出版规划（1982—1990）》《中国古籍整理出版十年规划和"八五"计划（1991—2000）》等，而第三次规划中医药古籍整理即纳入其中。1982 年 9 月，卫生部下发《1982—1990 年中医古籍整理出版规划》，1983 年 1 月，中医古籍整理出版办公室正式成立，保证了中医古籍整理出版规划的实施。2002 年 2 月，《国家古籍整理出版"十五"（2001—2005）重点规划》经新闻出版署和全国古籍整理出版规划领导小组批准，颁布实施。其后，又陆续制定了国家古籍整理出版"十一五"和"十二五"重点规划。国家财政多次立项支持中国中医科学院开展针对性中医药古籍抢救保护工作，文化部在中国中医科学院图书馆专门设立全国唯一的行业古籍保护中心，国家先后投入中医药古籍保护专项经费超过 3000 万元，影印抢救濒危珍、善、孤本中医古籍 1640 余种，开展了海外中医古籍目录调研和孤本回归工作。2010 年，国家财政部、国家中医药管理局安排国家公共卫生专项资金，设立了"中医药古籍保护与利用能力建设项目"，这是继 1982～1986 年第一批、第二批重要中医药古籍整理之后的又一次大规模古籍整理工程，重点整理新中国成立后未曾出版的重要古籍，目标是形成并普及规范的通行本、传世本。

为保证项目的顺利实施，项目组特别成立了专家组，承担咨询和技术指导，以及古籍出版之前的审定工作。专家组中的许多成员虽逾古稀之年，但老骥伏枥，孜孜不倦，不仅对项目进行宏观指导和质量把关，更重要的是通过古籍整理，以老带新，言传身教，培养一批中医药古籍整理研究的后备人才，促进了中医药古籍保护和研究机构建设，全面提升了我国中医药古籍保护与利用能力。

作为项目组顾问之一，我深感中医药古籍保护、抢救与整理工作的重要性和紧迫性，也深知传承中医药古籍整理经验任重而道远。令人欣慰的是，在项目实施过程中，我看到了老中青三代的紧密衔接，看到了大家的坚持和努力，看到了年轻一代的成长。相信中医药古籍整理工作的将来会越来越好，中医药学的发展会越来越好。

欣喜之余，以是为序。

中国中医科学院研究员

马继兴

二○一四年十二月

校注说明

　　《医宗宝镜》为清代的一部综合性医书，旧题作"龙虎山张真人秘本"，具体成书年代不详。全书分为四卷，其中卷一述药性，卷二列医方，卷三论诸证，卷四为脉学，且各部分内容大都出自历代中医名著精华。其内容虽属转引荟萃，鲜有己见，然其编排自成一体，采摘广博精要，仍不失为一部医学入门及普及佳作。该书初刊于清嘉庆三年（1798），由凌云楼梓行，是为"清嘉庆三年戊午凌云楼刻本"；至清末由上海蜚英书局据初刻本石印出版发行，此即"清末上海蜚英书局石印本"（简称蜚英书局本）；民国时期则出现有"民国上海文瑞楼石印本"及"民国上海锦章书局石印本"两种版本，其流传也更为广泛，传世的印本数量颇丰。

　　此次整理以清嘉庆三年凌云楼刻本为底本，清末上海蜚英书局石印本为主校本，民国上海文瑞楼石印本及民国上海锦章书局石印本为参校本，同时又结合书中所引用的历代中医著作的相关内容做了大量的他校。兹将整理研究过程中运用的具体方法及注意事项分述如下：

　　1. 底本与校本互异：若显系底本错讹而校本正确者，则据校本改正或增删底本原文，并出校记；若底本与校本义均可通，但以校本义胜而有一定的参考价值者，保留底本原文不作改动，并出校记说明互异之处。底本和校本虽然一致，但若按文义确系有误者，据文义改正或增删底本原文，并出校记；若有疑问而未能遽定是非者，保留原文不作改动，并出校记存疑。

　　2. 原书引录的古代文献典籍，每有剪裁省略，凡不失原义者，一般不据他书改动原文；若对所引之文窜改较多而与原义有悖者，原文亦不做改动，出校记说明其互异之处。

3. 凡属繁体字、古体字、异体字及俗字等，一律径改为现代通行简化字。

4. 原书为竖排版，现改为横排，故凡遇"右""左"等表示文字先后顺序，径改为"上""下"。

5. 全书标点总以医理正确、文理通达、医文兼顾为标准。其中凡涉及书名、简称书名以及某一篇名时，一律加书名号，如《机要》《活人》《癫狂篇》等；若书名与篇名连用，加书名号，且书名与篇名间用间隔点号隔开，如《素问·骨空论》等；若泛言"经云""本草云"时，其"经"与"本草"一般不加书名号；方剂名称中所含书名亦不加书名号。原书引用古代文献，因其往往不是古籍原文，故引文前只用冒号而不用引号。

6. 凡属难字、僻字、异读字等，均注明字音，注音采用汉语拼音加直音的方法，加括号书于被注音词之后，如：胪（lú 卢）、氤氲（yīnyūn 阴晕）。凡属本有其字的通假字，费解的字、词、古证名、古药名以及部分专用名词或术语等，均予以训释；对于书中引用的成语、典故等则考证其出处，辨明语义。注释采用浅显的文言句式，力求注文、引证准确而简明。一般于首见处加注，凡重出则不再出注。

7. 原书初刻本为五卷本，之后的版本则为四卷本，然从内容的编排而言，当以四卷本为宜，故此次整理将全书分为四卷，各卷目次的编排相应略作调整；又正文标题较原书目录有所错漏者，则补入正文标题。

序

　　盖医药之书，坊间不下百计，大抵大者卷帙浩繁，小者义欠通释，均非善本，求其辞简易而义周详者，莫若龙虎山张真人家传秘本之《医宗宝镜》也。真人与江左复旦邓先生有旧谊，因传其书，而先生又有广济仁心，不忍自秘，其书始遍于天下间，则天下医药之书，或有难言悔说者，可速置诸高阁矣。是书也，非止药性精详，医方明备，而论证、论脉无不采摘诸家之微言奥旨。况其修辞则诗歌赋论，不一其体；释义惟字诠句解，益尽周详。然读是书者，又不必更读他书耳。岂独岐黄家当私①此书为善本哉？即农工商贾以及穷经考道之士，亦当构②置案头，随时参阅，虽在荒僻无医之处，不至仓皇而无策。其有以济人之生，救人之疾者，何其广也！

　　　　　　时嘉庆三年端阳日龙雾邹璞园辉山氏书于容乐草堂

---

① 私：偏爱。
② 构：蜚英书局本作"购"。

目 录

卷三　论证

卷四　脉诀

卷一　药性①

药性总义

夫药味酸、色青、气臊、性属木者，入乎足厥阴肝、足少阳胆肝与胆相表里，肝为甲木，胆为乙木，故入肝者入胆，用之能涩、能收；味苦、色赤、气焦、性属火者，入乎手少阴心、手太阳小肠心与小肠相表里，小肠为丙火，心为丁火，故入心者入小肠，用之能泻、能燥、能坚；味甘、色黄、气香、性属土者，入乎足太阴脾、足阳明胃脾与胃相表里，胃为戊土，脾为己土，故入脾者入胃，用之能补、能和、能缓；味辛、色白、气腥、性属金者，入乎手太阴肺、手阳明大肠大肠与肺相表里，大肠为庚金，肺为辛金，故入肺者入大肠，用之能散、能润、能横行；味咸、色黑、气腐、性属水者，入乎足少阴肾、足太阳膀胱肾与膀胱相表里，膀胱为壬水，肾为癸水。凡一脏配一腑，腑皆属阳，故为甲、丙、戊、庚、壬；脏皆属阴，故为乙、丁、己、辛、癸。五行各从其类，如属木者入木是也，用之咸而黑者能下、能㪉〔批〕㪉，音软坚，淡而黑者能利窍、能渗〔批〕渗，音惨，去声泄。此即配属五行所用之大略也。

又十二经惟手厥阴心包、手少阳三焦无主，其经通于足厥阴、少阳。厥阴主血，诸药入肝经血分者，并入心包；少阳主气，诸药入胆经气分者，并入三焦；命门相火散行于胆、三焦、心包络，故入命门者，并入三焦。此诸药入诸经之部分也。

---

① 卷一药性：原无，据蜚英书局本及原书总目补。

他如肝苦急血燥苦急，急食甘以缓之，多食则骨痛而髪落肾合骨，其华在髪，土克水；肝欲散木喜条达，急食辛以散之，多食则筋急而爪枯肝合筋，爪者筋之余，为金克木。按：肝喜散，故辛能补肝，惟多则为害；以辛补之，以酸泻之以散为补，以敛为泻。心苦缓缓则散逸，急食酸以收之，多食则肉胝䐃而唇揭脾合肉，其华在唇，木克土。胝，音支，皮厚者也；心欲软，急食咸以软之，多食则脉凝泣涩而变色脉即血也，心合脉，水克火；以咸补之按：水能克火，然心以下交于肾为补，取既济之义也，以甘泻之。脾苦湿，急食苦以燥之，多食则皮槁而毛拔肺合皮毛，火克金；脾欲缓舒和，急食甘以缓之；以甘补之，以苦泻之。肺苦气上逆火旺克金，急食苦以泻之；肺欲收，急食酸以收之；以酸补之，以辛泄之。肾苦燥，急食辛以润之；肾欲坚坚固则无狂荡之患，急食苦以坚之；以苦补之，以咸泻之。此五脏补泻之义，兼附五味之所伤也。

又酸走筋，筋病毋多食酸，酸则伤筋筋得酸则拘挛收引益甚，惟以辛胜之金能克木；苦走骨，骨病毋多食苦骨得苦则阴益甚，重而难举，苦又伤气苦能泻气，惟以咸胜之水能克火；甘走肉，肉病毋多食甘，甘则伤肉肉得甘则壅气，胪①肿益甚，惟以酸胜之木能克土；辛走气，气病毋多食辛气得辛则散而益虚，辛则伤皮毛疏散腠理，惟以苦胜之火能克金；咸走血，血病毋多食咸，咸则伤血血得咸则凝涩而口渴，因咸能渗泄津液也，惟以甘胜之土能克水。此五行相克之义，五病之所禁也。

至于风淫于内，治以辛凉，佐以苦甘，以甘缓之，以辛散之风属木，辛属金，金能胜木，故治以辛、凉。过辛恐伤真气，故佐

---

① 胪（lú 卢）：即肚腹。《广韵》："腹前曰胪。"

以苦、甘，苦胜辛，甘益气也。木性急，故以甘缓之；木喜条达，故以辛散之；**热淫于内，治以咸寒，佐以苦甘，以酸收之，以苦发之**水胜火，故治以咸寒。甘胜咸，佐之所以防其过。必甘必苦者，防咸之过，而又以泻热气作实也。热淫，故以酸收之。热结，故以苦发之；**湿淫于内，治以苦热，佐以酸淡，以苦燥之，以淡泄之**湿为土气，苦、热皆能燥湿，淡能利窍渗湿。用酸者，木能制土也；**火淫于内，治以咸冷，佐以苦辛，以酸收之，以苦发之**相火畏火也，故治以咸冷。辛能滋润，酸能收敛，苦能泄热，或从其性而升发之也；**燥淫于内，治以苦温，佐以甘辛，以苦下之，以甘缓之**燥属金，苦属火，火能胜金，故治以苦温。甘能缓，辛能温，苦能下，故以为佐也；**寒淫于内，治以甘热，佐以苦辛，以咸泻之，以辛润之，以苦坚之**土能制水，热能胜寒，故治以甘热。苦而辛亦热品也，伤寒内热者以咸泻之，内燥者以辛润之。苦能泻热而坚肾，泻中有补也。此六淫主治各有所宜，故药性宜明而施用贵审也。

又药之为用，或地道不真，则美恶迥别；或市肆饰伪，则气味全乖；或收采非时，则良枯异质；或头尾误用，则呼应不灵。如药根之在土中者，半身以上上升，半身以下下降以生苗者为根，以入土者为梢。上焦用根，下焦用梢。半身以上用头，中焦用身，半身以下用梢。虽一药而根、梢各辨用之，或差服亦罔效。药之为枝者达四肢，为皮者达皮肤，为心为干者内行脏腑。质之轻者上入心肺，重者下入肝肾。中空者发表，内实者攻里。枯燥者入气分，润泽者入血分。此上下内外各以类从也。

或制治不精，则功力大减。如火制四煅、煨、炙、炒，水制三浸、泡、洗，水火共制二熬、煮。酒制升提，姜制温散。入盐走肾而软坚，用醋注肝而收敛。童便制，除劣性而降下；米泔制，去燥性而和中。乳制润枯生血，蜜制甘缓益元。陈壁土制，借土气以补中州；面裹曲制，抑酷性勿伤上膈。黑豆、甘草汤渍，并解毒致令平和；羊酥、猪脂涂烧，咸渗骨容易脆断。去穰者免胀，去心者除烦。此制治各有所宜也。用者不察，顾①归咎于药之罔功，譬之兵不精练，思以荡寇克敌，适以覆众舆尸。治疗之家，其可忽诸！故药须治、择、熬、炮毕，然后秤用。不得生秤湿润药，皆先增分两，燥乃秤之。

以上总义，略言诸药之升降浮沉、阴阳主治，俾初学者记其大意，以为处方之阶。苟欲究精详于巅末，当勤参考于《珠囊》《珠囊》，即《药性赋》也。

诸药阴阳论

夫药有寒热温凉之性，酸苦辛咸之味。升降浮沉，各因气味兼厚薄之不同，又轻重之不等。寒热不可相杂，阴阳难以相混。或气一而味殊，或味同而气异。总而言之，不可混用；分而别之，各有所能。本乎天者亲上，本乎地者亲下。阳气出上窍，阴味出下窍。重浊成形，轻清成象。清阳发腠理，浊阴走五脏。清中清者，荣养于神；浊中浊者，坚强骨髓。辛甘发散为阳，酸苦涌泄为阴。气为阳，气厚为阳中之阳，气薄为阳中之阴，气薄则发泄，气厚则发热；味为阴，味厚为阴中之阴，味薄为阴中之阳，味薄则通，味厚则泄。辨此则升降浮沉之理，庶②豁然贯通矣。不然，未明药性，焉识医方？故即先列以寒、热、温、平药性赋。

---

① 顾：原作"愿"，据《本草备要》改。顾，文言连词，但、反而。
② 庶：将近，差不多。《论语集注》："庶，近也。"

寒药性赋

诸药识性，此类最寒。

犀之精华在角苦、酸、咸、寒解乎心中之热泄肝清胃，解毒疗血，羚羊之精在角，苦、咸、微寒。羊属火，而羚羊属木，故能清乎肺肝与心。泽泻苦、寒，消肿，所以利水除湿，所以通淋而苦寒之药补阴则不足，海藻咸、寒，咸能软坚，故散瘿破气而除胀破癥治产何难。

闻知菊花甘、寒能明目而清头风，射干苦、寒，有毒，能泄实火，故能疗咽闭而火降则血散肿消，故消痈毒。薏苡甘、淡、微寒，甘益胃，淡渗湿，故理脚气而除风湿，藕节涩、平，解热毒，故消瘀血而止吐衄。瓜蒌子苦、寒下气润肺喘兮，又且宽中；车前子甘、寒止泻利小便兮，尤能明目。

是以黄柏苦、寒治疮炙则不伤胃，生用能降火，兜铃苦、寒医嗽定喘消痰。地骨皮甘、淡而寒，降肺中伏火，泄肝肾虚热，凉血补气者，故有退热除蒸之效，薄荷叶辛、寒宜消风清肿之施。能宽中脾中积血则痞下血气浊气在上则胀，枳壳苦、酸、微寒缓治上，主气，而力则缓而枳实苦、酸、微寒速治下，主血，而力则速也；疗肌感冒伤寒解表壮寒作热，干葛甘、寒先而柴胡苦、寒次之。百部甘、寒治肺热，肺平则咳嗽可止；栀子苦、寒凉心肾色赤入心，使热从小便出而三焦之火解，鼻衄之病息矣最宜。元参苦、寒治热结毒痈，清利咽膈；升麻辛、寒，升提下陷消风热肿毒，发散疮痍。

尝闻腻粉辛、甘而寒抑肺而敛肛门，金箔坚刚重坠镇心而安魂魄。茵陈苦、寒主黄疸而利水，瞿麦辛、寒治热淋之有血且能坠胎通经。朴硝辛、苦、咸、寒通大肠，破血而疗痰癖；石膏甘、辛而淡，大寒之药坠头疼，解肌而消烦渴胃弱、血虚及病邪未入阳明者禁用。前胡甘、淡、微寒除内外之痰实；滑石滑、淡、甘、寒利六腑之涩结滑利窍，淡渗湿，甘益气补脾。白入肺，开腠理，走膀胱，能通六腑九窍。天门冬苦、寒止嗽，补血冷而润肝心；麦门冬甘、寒清心，解烦渴而除肺热。

又闻治虚烦除哕呕须用竹茹甘、寒，凉血，故治上焦烦热，通秘结导瘀血必资大黄苦、寒，快膈通肠，破除积聚。宣黄连苦、寒，生用泻心清热治冷热之痢，酒炒用则又①厚肠胃而止泻姜制能止呕吐；淫羊藿辛、香、甘、温疗风寒之痹益精气，坚筋骨，且补阴虚而助阳利小便，治绝阳不兴、绝阴不产。茅根甘、淡、微寒止血与吐衄，石苇苦、甘、微寒通淋于小便。熟地黄甘、温、微寒补虚而且疗虚损，生地黄甘、寒宣血熟能补血，生则活血更能医眼疮。赤芍药酸、寒破血而疗腹痛，烦热亦解；白芍药酸、寒补虚而生新血赤主血分，白主气分，退热尤良。

若乃消肿满，逐水于牵牛苦、寒，黑者属水，效速；白者属金，效迟。妊娠忌服；除热毒，杀虫于贯众苦、寒，有毒。金铃子酸、涩，入脾、肺、肾三经治疝气而补精血，萱草根苦、寒，能通九窍，利水消膨治五淋而消乳肿。侧柏叶苦、涩、微寒治崩漏，阴分之疾；香附子辛、平，生则上行胸膈，外达皮肤；熟则下走肝肾，旁彻膝腰理血气，妇人之用。地肤子苦、温、寒利膀胱，可洗皮肤之风除热甚捷；山豆根苦、寒解热毒，能止咽喉之痛咽喉猝肿，急用根口嚼汁吞下即消。白鲜皮苦、燥、寒去风一味白鲜皮汤治产后风，治筋弱而通关利窍；旋覆花苦、寒明目，医头痛而去壅消痰。

---

① 又：原无，据上下文体例及《珍珠囊补遗药性赋》卷一总赋补。

况荆芥穗辛、寒清头风便血，疏风散疮之用；瓜蒌根苦、寒疗黄疸毒痈，消渴解痰之忧。地榆苦、甘、酸、寒疗崩漏止下焦不禁之月经，止血止痢主下部积热之血痢；昆布苦、咸、寒破滞气，咸能软坚，故能散瘿散瘤。疗伤寒解虚烦，淡竹叶辛、淡、甘、寒之功；除结气破瘀血，牡丹皮苦、寒之用。

抑又闻知母苦、寒止嗽而骨蒸退，牡蛎咸、寒涩精而虚汗收。贝母甘、寒消痰，止咳嗽而利心肺；桔梗苦、寒，能载药上升下气，利胸膈而治咽喉。

若夫黄芩苦、寒，枯飘者治上焦，条实者治下焦治诸热，兼主五淋；槐花苦、寒，纯阴治肠风，亦痊痔痢。常山苦、寒理痰结而治温疟，葶苈苦、寒泻肺喘而通水气。

此六十六种药性之寒，又当考夫《图经》以博其所治，观夫方书以参其所用焉。其庶几矣！

热药性赋

药有温热，又当审详。

欲温中以荜薢①甘、苦、性平，有除浊分清之能，祛风去湿以固下焦，同温中，用发散以生姜辛、温，行阳，能通神明，去秽恶，救暴猝，疗狐臭，擦冻耳，杀半夏、南星、菌蕈、野禽之毒，辟雾露山岚之瘴气，其功用不少。五味子酸、温止嗽痰且滋肾水，腽肭脐甘、咸、大热疗痨瘵更壮元阳。

原夫川芎辛、温祛风湿，补血清头；续断辛、热治崩漏，益筋强足。麻黄苦、甘、温、热表汗以疗咳嗽，韭子辛、甘、温、

---

① 荜薢：诸本同，其后注文所言为"草薢"的药性主治。《珍珠囊补遗药性赋》卷一总赋作"荜茇"，当是。按：荜茇性味辛热，功能温中散寒。

热助阳而医白浊。川乌辛、热，有毒破积，有消痰治风痹之功；天雄辛、热散寒，为去湿助精阳之药。

观夫川椒辛、热，纯阳达下能引火归元，干姜辛、苦、大热暖中定呕消痰，去脏腑沉寒痼冷。葫芦巴苦、温，纯阳治虚冷之疝气暖丹田，壮元阳，治肾脏虚冷，阳气不能归元，生卷柏辛、平破血，若炙则辛、温止血矣破癥瘕而通血。白术甘、温消痰壅温胃，兼止吐泻；菖蒲辛、温开心气散冷，更治耳聋。丁香辛、温，纯阳快脾胃而止吐逆，良姜辛、热，暖胃散寒，消食醒酒，治胃脘痛止心气痛凡心口一点痛，俗言心气痛，非也。乃胃脘有滞，或有虫，反因怒因寒而起之攻冲以良姜（酒洗七次）、香附（醋洗七次）者，附二钱，姜一钱。寒、怒兼者，每钱半，米饮加姜汁一匙，盖少许服。肉苁蓉甘、酸、咸、温，时珍曰：补而不峻，故有苁蓉之号填精益肾能治绝阳不兴、绝阴不产，石硫黄味酸有毒，大热纯阳疗胃驱虫。胡椒辛、热，纯阳。若九蒸九晒，则温而不躁，主治同主去痰而除冷，秦椒辛、热，纯阳主攻痛而治风。吴茱萸辛、苦、大热，有小毒疗心腹之冷气，丹灵砂体阳性阴定心脏之怔忡。

夫散肾冷助脾胃须荜澄茄辛、热，纯阳，一类二种，疗心疼破积聚用蓬莪术苦、温，醋浸炒用。缩砂辛、温止吐泻安胎，化酒食之剂；附子辛、温疗虚寒翻胃，壮元阳之力。白豆蔻辛、热治冷泻疮痛，止痛于乳香苦、辛、温、热；红豆蔻良姜子名红豆蔻，辛、热，壁土炒止吐酸消血，杀虫于干漆辛、温，有毒。

岂不知鹿茸甘、温，纯阳，一云咸、热生精血，腰脊崩漏之均补；虎骨辛、热，肚治反胃，睛治小儿惊痫壮筋骨，寒湿毒风之并祛。檀香辛、温定霍乱而心气之疼愈为理气要药，鹿角咸、温，生用则散热行血消肿，炼霜熬膏则专补也秘精髓而腰脊之痛除。消肿益脾于米醋酸、温，下气散寒于紫苏辛、温。扁豆甘、温、腥香，色白微黄，脾之谷也**助脾**，则酒味辛者能散，苦者能降，甘者居中而缓，厚者热而毒，淡者利小便，用为向导**有通行**一身之表，引药至极高之分。热饮伤肺，温饮和中，少饮则和血行气、壮精神、御寒、遣兴消愁、辟邪逐秽、暖水脏、行药势，过饮则伤元神，为**破血之用；麝香**辛、温开窍，则**葱**生辛、散，熟甘、温为**通中发汗**白冷青热，伤寒汤中不得用青之需。

　　尝观五灵脂甘、温、纯阴，生用通血闭，炒用止经多，半生炒治血晕治崩漏，理血气之刺痛；麒麟竭即血竭，出南番，色赤，甘、咸止血崩，疗金疮之折伤。麋茸鹿阳兽，麋阴兽，茸胶则麋胜于鹿，但鹿补右肾精气，麋补左肾血液壮阳以助肾，当归甘、辛、温，头止血上行，身养血，中守，尾破血下流，全活血不走。用酒浸洗净，体肥痰盛者姜汁浸，晒干用补虚而养血。乌贼骨[①]咸、温止带下，且除崩漏目翳；鹿角胶疗血崩，能补虚羸劳绝。白花蛇甘、咸而温治瘫痪，除风痒之癞疹；乌梢蛇功用同白花蛇而性善无毒疗不仁，去疮疡之风热。

　　《图经》云乌药辛、温，香、窜有治冷气之理，禹余粮甘、平，性涩乃治崩漏之因。巴豆辛、热，有大毒，生猛而熟少缓，可升可降，能止能行，开窍宣滞，去脏腑沉寒，为斩关夺门之将，或用壳、用仁、用油、用霜、用生、用炒之不一，宜细审利痰水，能破积热；独活苦、甘、微温疗诸风，不论久新。山茱萸辛、苦、大热，有小毒治头晕遗精之药，白石英甘、辛、微温医咳嗽吐脓之人。厚朴苦、辛、温、热温胃与橘皮、苍术同用则除湿满，所谓温中益气而祛呕胀胀、满证多不同，清、补贵得其宜，消痰亦验与枳实、大黄同用则泄实满，所谓消痰下气；肉桂辛、甘、大热，气厚纯

----

①　骨：原无，据《珍珠囊补遗药性赋》卷一总赋补。

阳行血辛、热则能动血而疗心疼气逆则痛，桂能引火归元，止汗如神阳虚则汗，桂补元阳。

是则鲫鱼甘、温，诸鱼属火，独鲫鱼属土，土能制水，故有和胃实肠行水之功有温胃之功，代赭石，苦、寒，入肝与心包，专治二经血分之病乃①镇肝之剂。沉香辛、苦、性温，诸木皆浮而沉香独沉，故能下气而坠痰涎，色黑体阳，故补肾，能降亦能升，故理诸气而定霍乱之心疼；橘皮辛、苦、性温，为气分之药开胃去痰橘皮利气，气利而痰下，导壅滞之逆气人身以气为主，辛能散，苦能燥、能泻，则气顺湿除而逆气平矣。

此六十种药性之热，又当博本草而取治焉。

温药性赋

温药总括，医家素谙②。

木香辛、温理乎气滞，半夏辛、温主于风痰。苍术甘、温治目昏，燥脾治湿宜用；萝卜辛、甘属土，生升熟降去膨胀，下气制面尤堪。

况夫钟乳粉甘、温补肺气，兼疗肾虚；羌青盐甘、咸而寒治腹疼，且滋肾水。山药辛、平而腰湿能医，阿胶甘、平而嗽痢皆止。赤石脂甘、温治清浊而止泻，兼补崩中；阳起石咸、温暖子宫以壮阳，更疗阴痿。

诚以紫菀③苦、辛治嗽，防风甘、辛去风。苍耳子酸、温透脑涕止，威灵仙苦、温宣风气通。细辛辛、温去头风，止嗽而疗

---

① 乃：此字下原衍"曰"字，据上下文体例及《珍珠囊补遗药性赋》卷一总赋删。

② 谙（ān 安）：熟悉，精通。《说文》："谙，悉也。"

③ 菀：原作"苑"，据《珍珠囊补遗药性赋》卷一总赋改。

齿痛；艾叶温、平，陈久者良治崩漏，安胎而医痢红。羌活性味同独活，羌活气雄①而独活气细明目驱风，除筋挛肿痛；白芷辛、温止崩治肿，疗痔漏疮痈。

若乃红蓝花辛、温通经，治产后恶血之余；刘寄奴苦、温散血，疗汤火金疮之苦。减风湿之痛则茵芋叶苦、温，疗折伤之证则骨碎补苦、温，补肾。藿香叶辛、甘、微温辟恶气而定霍乱胃弱、胃热而呕者忌用，草果仁辛、热，香、散温脾胃而止呕吐。巴戟天辛、甘治阴疝白浊，补肾尤滋；玄胡索苦、辛而温理气痛血凝，调经有助。

尝闻款冬花甘、温润肺去痰嗽以定喘，肉豆蔻辛、温、气香温中止霍乱而助脾。抚芎劳定经络之痛，何首乌甘、温治疮疥之资。姜黄苦、辛，一云大寒，一云热，其主治介在三棱、郁金之间能下气，破恶血之积；防己大辛、苦、寒，一云平，一云温宜消肿，去风湿之施。藁本苦、辛、微温除风，主妇人阴痛之用；仙茅辛、热，有小毒益肾，扶元气虚弱之衰。

乃曰破故纸辛、苦、大温温肾，补精髓与劳伤；宣木瓜酸、涩而温入肝，疗脚气并水肿。杏仁辛、苦、甘、温，有小毒润肺燥②，止嗽之剂；茴香大茴辛、热，小茴辛、平治疝气，肾痛之用。诃子苦、酸、涩、温生津止渴，兼疗滑泄之痼；秦艽苦、辛、平、微温攻风逐水，又止肢节之痛。槟榔苦、辛、温豁痰而逐水，杀寸白虫；杜仲甘、温益肾而添精，去腰膝重。

当知紫石英甘、平、性温疗惊、崩中之疾，橘核仁性味同橘皮，炒，酒服，专能治腰痛、疝气之瘨③。金樱子兮酸、涩涩遗

---

① 雄：原作"红"，据《本草备要》卷一草部改。
② 燥：原作"余"，据《珍珠囊补遗药性赋》卷一总赋改。
③ 瘨（diān 颠）：病，多指腹胀病。《说文》："瘨，病也，一曰腹张。"

精，紫苏子兮辛、温下气涩。淡豆豉豆性生平、炒熟热、煮食寒、作豉冷发伤寒之表，大小蓟甘、温，一云凉。大蓟治冷气入阴囊、肿满疼痛，小蓟亦治下焦结热、血淋除诸血之鲜。益智辛、热安神，治小便之涩数；麻仁甘、平润肺，利六腑之燥坚。

抑又闻补虚弱、挑脓疮，莫如黄芪甘、温，得防风其功愈大，用绵软箭干者，以蜜水浸炒用之；强腰脚、壮筋骨，无如狗脊甘、温。菟丝子甘、辛、和平补肾以明目，马蔺花甘、平治疝而有益。

此五十四种药性之温，更宜参《图经》而默识也。

平药性赋

详论药品，平和存性。

以硇砂咸、苦、辛、热，有毒而去积，用龙齿涩、凉，治同龙骨以安魂《卫生宝鉴》曰：龙齿安魂，虎睛定魄。龙属水，主肝，肝藏魂；虎属金，主肺，肺藏魄也。青皮辛、苦而温，色青气烈快膈除膨胀，且利脾胃；芡实甘、涩益精治白浊，兼补真元。

原夫木贼草甘、平去目翳，崩漏亦瘳；花磁石①辛、咸，色黑治金疮，血行则却。决明甘、苦、咸、平和肝气，治眼之剂；天麻辛、平，苗名定风草主脾湿，祛风之药。甘草甘、平，生则寒，炙则温，生则分身梢而泻火，炙则健脾胃而和中和诸药以无争而解百毒以有效，盖以性平；石斛平胃气而补肾虚，更医脚弱。

观夫商陆苦、寒，有毒，一云辛、酸，一云苦、寒治肿肿属脾，胀属肝。肿则阳气犹行，如单胀而不肿者，名蛊胀，为木横克土，难治。肿胀朝宽暮急为血虚，暮宽朝急为气虚，朝暮俱急为气血两虚。

---

① 花磁石：诸本同，其后注文所言则为"磁石"的药性。《珍珠囊补遗药性赋》卷一总赋作"花蕊石"，当是。按：花蕊石酸、涩气平，体坚色黄，能化瘀血并止金疮出血。

肿胀由心腹而散四肢者吉，由四肢而入心腹者危。男自下而上，女自上而下，皆难治，覆盆甘、酸、微温益精。琥珀甘、平，从镇坠药则安神而从辛温药则散血生肌，朱砂体阳性阴，生用无毒，火炼则有毒镇心而有灵。牛膝苦、平强脚补精，兼疗腰痛；龙骨甘、涩、微寒止汗住湿，更治血崩。甘松甘、温、芳香理风气而痛止，蒺藜苦、温疗风疮而目明。人参甘、温润肺肺寒可用，肺热伤肺宁心生津止渴，开脾助胃荣养中州，大补元气；蒲黄甘、平，生滑行血，炒涩止血止崩治衄，消瘀调经。

岂不以南星辛、热醒脾，去惊风吐痰之忧；三棱苦、平破积，除血块气滞之证。滑石①滑、淡、甘、寒主泄泻而神效，皂角辛、咸、性燥治风痰而响应。桑螵蛸甘、咸，补肾疗遗精之泄，鸭②头血医水肿之盛。蛤蚧咸、平治劳嗽咳嗽由风邪外感者不宜用，牛蒡子辛、平疏风壅之痰性冷而滑利，虚寒泄泻者忌服；全蝎辛、甘，有毒主风瘫，酸枣仁甘、咸而润，专补肝胆，炒热酸、温而香，亦能醒肝去怔忡之病。

尝闻桑寄生苦、甘益血安胎，且止腰痛；大腹子似槟榔，与槟榔同功去膨下气，亦令胃和。菖蒲辛、平远志甘、平俱有灵心之妙，木通甘、淡、轻、虚猪苓苦、淡、甘、平尤为利水之多。莲肉甘、温而涩有清心醒脾之用，没药苦、平，一云兼辛乃治疮散血之科。郁李仁辛、苦而甘润肠宣水，去浮肿之疾；茯神甘、温、淡、平宁神益智，除惊悸之疴。白茯苓甘、温、淡、平补虚劳，多在心脾之有准；赤茯苓白入肺、膀胱，主气；赤入心、小

---

① 滑石：诸本同，《珍珠囊补遗药性赋》卷一总赋作"没石"，可参。按：没石即没食子，为没食子蜂的幼虫寄生于壳斗科植物没食子树幼枝上所生的虫瘿，有固气、涩精、敛肺、止血等功效，尤能治大腹冷、滑利不禁。

② 鸭：原作"鸦"，据《珍珠囊补遗药性赋》卷一总赋改。

肠，主血破结血，独利水道以无过。

因知麦蘖①咸、温有助脾化食之功，小麦甘、寒，一云属火，一云属金，一云属水，一云养肝与木合，一云养心与火合，当以属火为准。按：麦秋种夏熟，备受四时之气，南方地暖下湿，惟北产者良有止②汗养心之力。白附子辛、甘，有毒，大热纯阳，阳明之脉营③于面，能去面风之游走，大腹皮辛、温治水肿之泛溢气虚者忌用。椿根白皮苦、寒、涩、平主泻血痢疾、滞气未尽者勿遽用，勉强固涩，必变他证，桑根白皮甘、辛而寒主喘息非泄肺气，盖火与元气不两立，火去则气得安。桃仁苦、甘，一云辛，一云温破瘀血血不足者禁用兼治腰疼，神曲辛、散、温、平健脾胃而进饮食。五加皮辛、苦、温、平坚筋骨以立行，柏子仁辛、甘而润，其气清香养心神而有益。

抑又闻安息香辛、温辟恶，且止心腹之痛；冬瓜仁甘、寒，凡药中所用瓜子皆冬瓜子也醒脾，实为饮食之资。僵蚕辛、咸、微温，得清化之气，故能治诸风之喉闭，百合甘、平敛肺劳之嗽痿。赤小豆甘、酸，一云咸、冷解热毒，疮肿宜用；枇杷叶苦、平下逆气，哕呕可医。连翘苦、平、微寒挑疮脓与肿毒，石楠叶苦、辛利④筋骨与毛皮。谷蘖甘、温养脾，阿魏辛、平，一云温除邪气而破积；紫河车，甘、咸、性温补血本人之血气所生，故能大补血气，大枣甘、温和药性以开脾。

然而鳖甲咸、平，属阴治劳疟兼破癥瘕，龟甲甘、平，至阴，

① 麦蘖（niè 聂）：即麦芽。蘖，指植物的芽。
② 止：原作"出"，据《珍珠囊补遗药性赋》卷一总赋改。
③ 营：通"萦"，萦绕，围绕。《说文》："营，匝居也。"段玉裁注："匝居，谓围绕而居。"
④ 利：原作"列"，据《珍珠囊补遗药性赋》卷一总赋改。

属金与水坚筋骨更疗崩疾。乌梅酸、涩而温主便血疟痢之用，竹沥甘、寒而滑治中风声音之失。

此六十八种平和之药，更宜参本草而求其详焉。

辨制药歌

芫花本利水，无醋不能通。绿豆本解毒，带壳不见功。豆蔻大止泄，有油反又通。住泄用白术，去皮方收功。草果治膨胀，连壳反胀胸。黑丑生利水，远志苗毒①逢。蒲黄生通血，熟用补血功。地榆医血药，连梢不住红②。陈皮专理气，连白补脾③中。附子救阴药，生用走皮风。草乌解风痹，生用使人蒙。人言④烧过用，诸石火煅红。入醋能为末，制作必须工。川芎炒去油，生用痹痛攻。后学要精理，药灵莫乱供。

知母桑皮天麦门，首乌生熟地黄分。偏宜竹片铜刀切，铁器临之便不驯。

乌药门冬巴戟天，莲心远志五般全。并宜去心方为妙，否则令人烦躁添。

厚朴猪苓与茯苓，桑皮更有外皮生。四般最忌连皮用，去净方知不耗神。

益智天麻柏子仁，更加草果四般伦。并宜去壳方称效，不去令人心痞增。

何物还须汤泡之，苍术半夏与陈皮。更宜酒洗亦三味，苁蓉地黄与当归。

---

① 苗毒：原作"忌黄"，据《珍珠囊补遗药性赋》卷二改。
② 不住红：谓不止血。
③ 脾：《珍珠囊补遗药性赋》卷二作"胃"。
④ 人言：即信石，又名"砒石"，始载于宋《开宝本草》。

四时用药论

不问所病或温、或凉、或寒、或热，如春时有疾，所用药内加清凉药；夏时有疾，加大寒药；秋时有疾，加温气药；冬时有疾，加大热药。是不绝生化之源也，钱仲阳治小儿，深得此理。《内经》曰：必先岁气①，无伐天和，是为至治。又曰：无伐生生之气。此皆常道用药之法，若反其常道，即变生他证矣。故病者无定证，医者贵从权。操斯术者，惟当从权以施治可也。

药用丸散论

仲景云：锉如麻豆大，与㕮咀意同。夫㕮咀者，古之制也。古无铁刃，以口咬细如麻豆大，煎之使药味易出，而药水澄清则易升易降，易循经络也。故治至高之病，加酒煎；去湿，加生姜煎；补元气，加大枣煎；发散风邪寒邪，加葱白煎；去隔上病，加蜜煎。散者，细末也，不循经络，止去膈上、脾胃及脏腑之疾。气味厚者，煎服去滓；气味薄者，和滓调服。去下部之疾者，其丸极大而光且圆，服必以百丸，去中焦之疾者次之，上焦者极小。稠面糊，取其迟化，直至下焦也；或醋或酒，取其收散之意；犯半夏、南星，或欲去湿者，以生姜汁、稀面糊，取其易化；水浸一宿，蒸饼为丸者，又易化者也；炼蜜为丸者，取其迟化而气循行经络也；蜡丸者，取其迟化而旋收功矣。大抵汤者荡也，去久病用之；散者散也，去急病用之；丸者缓也，徐缓而治之也。

_____

① 岁：原作"藏"，据《素问·五常政大论》改。

药有六陈歌

枳壳陈皮并半夏，茱萸狼毒及麻黄。六般之药宜陈久，用效方知果是良。

诸药相反歌

本草明言十八①反，半夏、瓜蒌贝母、白蔹白及攻乌头、喙②。海藻大戟甘遂芫花俱战甘草，人、沙、玄、苦、丹五参细辛紫苏③芍药叛藜芦。藜芦反酒蜜反葱，石决明兮反云母。逐一从头说与君，人若犯之命难保。

诸药相畏歌

硫黄朴硝石两相争，休笑砒霜与水银。牙硝京三棱难和合，巴豆牵牛不顺情。丁香莫与郁金见，狼毒亦怕密陀僧。川乌草乌两乌犀角畏，人参最忌是五灵脂。官桂要知惧石脂，汤煎丸散莫相亲。

反畏并用论

夫药有相畏、相反、相恶之异。所谓畏者，畏其制我，不得自纵如半夏畏生姜之类；所谓恶者，恶其相忌，不得自尽如生姜恶黄芩之类。统而言之，彼所畏者，我必恶之；我所恶者，彼必畏我。然相畏、相恶之中，亦有并用成功者，在因病制方，

---

① 八：原作"六"，据《珍珠囊补遗药性赋》卷一总赋及医理改。

② 喙：原作"啄"，据医理改。按：乌喙与乌头并为毛茛科植物乌头的根，五代·韩保升谓："正者为乌头，两歧者为乌喙。"

③ 紫苏：本草"十八反"中当无紫苏。

轻重多寡之间耳。若所谓相反者，则各怀酷毒，两仇不共，共必害事也。然有大毒之疾，又须大毒之药以劫之，如古方感应丸用巴豆、牵牛同剂，以为攻坚破积之用；四物汤加人参、五灵脂以治血块；二陈汤加藜芦、细辛以吐风痰；丹溪治尸瘵莲心散，以甘草、芫花同剂，而谓妙处在此。顾良工用之何如耳！

用药活变论

夫用药之法，贵乎明变。如风会①有古今之异，地气有南北之分，天时有寒暑之更，禀赋有厚薄之殊，受病有新旧之差，年寿有老少之别，居养有贵贱之辨。用药之际，勿好奇，勿执一，勿轻妄，勿迅速。须慎重精详，圆融变通。不妨沉会，以期必妥，药于是乎成功。惜先贤未有发明，后学因而弗讲，其误世也，不亦多乎！所以病有宜补，以泻补之；病有宜泻，以补泻之。病有宜寒，以热剂为向导；病有宜热，以寒剂为类从。病在上者治下，病在下者治上。病同也而药异，病异也而药同。其义至微，学者最宜深究。

五脏补泻主治

肝虚者，陈皮、生姜之类补之。虚则补其母，肾者肝之母也，以熟地黄、黄柏补之。如无他证，钱氏地黄丸主之；实则白芍药泻之，如无他证，钱氏泻青丸主之。实则泻其子，以甘草泻心，心者肝之子也。

心虚者，炒盐补之。虚则补其母，肝者心之母也，以生姜补肝。如无他证，钱氏安魂丸主之；实则甘草泻之，如无他证，

---

① 风会：风气，风尚。

钱氏方中重则泻心汤，轻则导赤散。

脾虚者，甘草、大枣之类补之，实则黄连、枳实泻之，如无他证，钱氏益方散主之。虚则补其母，心乃脾之母，以炒盐补心；实则泻其子，肺乃脾之子，以桑白皮泻肺。

肺虚者，五味子补之，实则桑白皮泻之，如无他证，钱氏阿胶散主之。虚则补其母，脾乃肺之母，以甘草、大枣主之；脾实则泻其子，肾者肺之子，以泽泻泻肾。

肾虚者，熟地黄、黄柏补之。肾无实不可泻，钱氏止有补肾地黄丸，无泻肾药。虚则补肺，肺乃肾之母，以五味子补肺。

手足阴阳主治

太阳足膀胱、手小肠：上羌活，下黄柏；

少阳足胆、手三焦：上柴胡，下青皮；

阳明足胃、手大肠：上升麻、白芷，下石膏；

太阴足脾、手肺：白芍①，桔梗；

少阴足肾、手心：知母、黄连；

厥阴足肝、手心包络：青皮、柴胡。

诸经邪火主治

心火黄连，肺火栀子、黄芩，脾②火白芍，肾火知母，肝胆火柴胡、黄连，小肠火木通，三焦火柴胡、黄芩，大肠火黄芩。

诸证有专治药品

上焦寒桂枝、麻黄，中焦寒桂枝、干姜，下焦寒沉香、附子。

---

① 芍：原作"芷"，据《珍珠囊补遗药性赋》卷一总赋改。
② 脾：原作"肝"，据《珍珠囊补遗药性赋》卷一总赋改。

上焦热黄芩、赤芍，中焦热黄连、栀子，下焦热黄芩、知母。

血刺痛当归，头角痛川芎，血枯亦用，巅顶痛藁本，遍身肢节痛羌活，风湿亦用，腹中痛白芍、厚朴，腹中窄痛苍术，心下痛茱萸，胃脘痛草豆蔻，胁下痛柴胡，茎中痛生甘草梢，气刺痛枳壳。

日晡潮热、寒热往来柴胡。

心①下痞枳实，胸中寒痞去白陈皮。

破血桃仁，活血当归，补血川芎，调血玄胡索。

补元气人参，调诸气木香，破滞气枳壳、青皮。

肌热黄芩，去风痰南星，诸虚热黄芪，盗汗亦用。

脾胃受湿白术，去痰亦用，下②焦湿肿汉防己、龙胆草，中焦湿热黄连，下焦湿热黄芩。

烦渴白茯、葛根。

咳嗽五味子，咳有声无痰生姜、杏仁、防风，咳有声有痰半夏、枳壳、防风，喘息阿胶、天门冬、麦门冬。

诸泄泻白术、白茯③。诸水泻白术、白茯、泽泻，诸痢当归、白芍。

上部见血防风，中部见血黄连，下部见血地榆。

眼暴发当归、黄连、防风，眼久昏暗熟地、当归、细辛。

解利伤风防风、白术、甘草，解利伤寒甘草、防风、白术。

凡诸风天麻、防风。

诸疮疡黄柏、知母、连翘、黄芩。

小便不利黄柏、知母、茯苓、泽泻。

---

① 心：原无，据《珍珠囊补遗药性赋》卷一总赋补。
② 下：原作"上"，据《珍珠囊补遗药性赋》卷一总赋改。
③ 茯：《珍珠囊补遗药性赋》卷一总赋作"芍"。

疟疾此证无正方，惟以柴胡为君，余随所发之时所属经部药佐之。

君臣佐使论

夫君者，尊也，重也，一方中为主之药也。如病发何经，何药为主，则重加分两为君；臣者，下也，轻也，较君药略轻也。如药之气味或酸或咸，或寒或热，与君药相类从而力薄，用之借其助势以除病者，分两减之为臣；佐者，佐其成功；使者，任其指使。君、臣、佐、使之义既明，而制方之变通可悟矣。

配制药方论

夫方者，方也，君、臣、佐、使之定位也。故不问其有毒无毒，所治为主。主病者为君，佐君者为臣，应臣者为使，此一定之法，不容乱也，不容越也。使不明其故，则阴阳逆施，君臣倒置，将以疗病，实以速死耳。必先识其药气味之厚薄温凉，气味生成，而阴阳造化之机存焉。气味在药，配合因人，惟权其轻重以制君臣，则配方之义得矣。后学未易参详，缘于末附古方二条，以为制方之的。

当归拈痛汤治湿热为病，肢节烦痛，肩背沉重，胸膈不利，遍身皆痛，下注于胫，肿痛不可忍。经云：湿淫于内，治以苦温。羌活苦、辛，透关节，胜湿。防风甘、辛、温，散经络中留湿。故以为主；水性润下，升麻、葛根苦、辛、平，味之薄者，阴中之阳，引而上行，以苦发之也。白术苦、甘、温和除湿。苍术体质轻浮，气力雄壮，能去皮肤腠理之湿。故以为臣；血壅而不流则痛，当归身辛、温以散之，使气血各有所归。人参、甘草甘、温，补脾养正气，使苦药不能伤胃。仲景云：湿热相合，肢节烦痛。苦参、黄芩、知母、茵陈乃苦以泄之也。凡酒制药，以为因用。治湿不利小便，非其治也。猪苓甘、温、平，泽泻淡、平，淡以渗之，又能导其留饮，故以为佐。气味相合，上下分消，其湿得以宣通也。

羌活半两　防风三钱，二味为君　升麻二钱　葛根二钱　白术钱半　苍术三钱，四味为臣　当归身三钱　人参二钱　甘草五钱　苦参酒浸，二钱　黄芩炒，二钱　知母酒洗，三钱　茵陈酒炒，五钱　猪苓三钱　泽泻三钱

天麻半夏汤治风痰内作，胸膈不利，头旋目黑，兀兀欲吐，上热下寒，不得安卧。遂处此方云：眼黑头旋，虚风内①作，非天麻不能除，故以为君；偏头痛乃少阳也，非柴胡不能治。黄芩苦、寒，酒制、炒，佐②柴胡治上热，又为引用，故以为臣；橘皮苦、辛、温，炙甘草甘、温，补中益气为佐；生姜、半夏辛、温以治风痰。白茯苓甘、平，利小便导湿热，引而下行，故以为使。不数服而愈。

天麻一钱　黄芩酒制，五钱，为臣　橘皮去白，七分　柴胡七分　炙甘草五分，为佐　白茯苓五分，为使　半夏一钱

以上二方，君、臣、佐、使开示明白，学者能于此中神而明之，会而通之，悟其病某药何以为③君，某药何以为臣，某药何以为佐为使，则因病制方自无难义，而医之道可谓思过半矣。

① 内：此字下原衍"外"字，据《医学启源》卷之下删。
② 佐：原作"锉"，据《医学启源》卷之下改。
③ 为：原无，据蜚英书局本补。

煎药火诀论

李时珍曰：凡服汤药，虽品物专精，修治如法，而煎药者鲁莽造次，水火不良，煎煮失度，则药亦无功。观夫茶味之美恶，饭味之甘饐①，可推矣。是以煎药须用小心老成人，以深罐密封，新水活火，先文后武②。如法服之，未有不效者也。即先以火论，煎诸补药，用陈芦火、枯竹火<small>以其不强，不损药力</small>；煎温养药，用糠及牛马屎<small>以其缓而能使药力均遍也</small>。他如烰炭③<small>火力缓</small>，栎炭<small>火力紧</small>，榆柳火<small>助春生之气，利肝胆，调筋脉</small>，枣杏火<small>消蕃茂之气，养心血，通神明</small>，柞楢火<small>敛耗散，秉元神，利肺而滋本源，制阳而益精髓</small>，槐檀火<small>补肾脏，益阴血，使遍体调和，周身通畅</small>，桑柘火<small>补脾胃，壮真元，为箕星④之精，能助补药之力</small>。火类已详，贵乎审用。

煎药水诀论

更言乎水，亦各因宜。审可以用，能增药力。如治湿肿浮胀用长流水<small>取其流通，直引四肢</small>，治二便及足胫以下风湿用急流水<small>取其速下</small>，治痰饮郁滞用逆流水<small>取其回澜倒溯</small>，治中气不足用春雨水<small>取其有阳道发生之意，春雨时用缸存贮留用</small>，治下元不足用清晨井水<small>取其天一之气浮结于面，殊有补阴之功，清晨瓷器轻取</small>，治火热阳证用雪水<small>取其纯阴，大能退热</small>，治伤寒阴证用甘澜水<small>取其柔顺、甘、温，大能和气。取流水盛于缸，扬搅千遍，待用</small>，治脾

---

① 饐（ài 艾）：食物败坏变味。《玉篇》："饐，饭臭也。"
② 先文后武：《本草纲目》火部第六卷作"先武后文"，义胜。
③ 烰炭：方言，指木柴经过燃烧、闷熄后剩下的块状物。
④ 箕（jī 机）星：星宿名，二十八宿中东方青龙七宿之一。

胃虚弱、泄泻不食用池潦水取其土池中停蓄已久，殊有土气，大补脾元，治阴不升、阳不降、乖膈诸疾用阴阳水取河水、井水各半，盖河水阳而井水阴也，有阴阳相成之义，可升可降，而使气能平者也。明乎水性，取用当知。

治分标本论

夫标本者，先受病为本，后传变为标。凡治先其本，后其标。若先其标，后其本，邪气滋甚，其病益坚。惟有中满，不问标本，先治中满，谓其急也。若中满而二便不利，先治二便，次治中满，谓尤急也。又如先病发热，后病吐泻，饮食不下，乃先定呕吐，渐进饮食，方兼治泻，待元气稍复乃攻其热，此所谓缓则治其本，急则治其标。除大小二便不利及中满、吐泻外，皆先治其本，不可不知也。假令肝受心邪，是从前来者为实邪，实则泻其子。然非直泻，用入肝药为引，泻火药为君，是治实邪之病也。又肝受肾邪，是从后来者为虚邪，虚则补其母。然非直补，用入肝药为引，补肾药为君①，是治虚邪之病也。标本已得，邪气自除。医之神良，莫越乎此。

服药先后论

凡药在上者，服不厌频而贵少；在下者，服不厌顿②而贵多。少则滋润于上，多则峻补于下。凡病在上，先食而后药；在下，先药而后食。在四肢，宜饥而昼服；在骨髓，宜饱而夜

---

① 用入肝药为引补肾药为君：《珍珠囊补遗药性赋》卷一总赋作"入肾经药为之引，用补肝药为君"。

② 顿：原作"频"，据《珍珠囊补遗药性赋》卷一总赋改。顿，与"频"意反。

服。此服药先后、昼夜之诀也。噫，煎药之法已明，服药之时又得，业医者则可以神其术矣。

以上皆言药性之寒、热、温、平，脏腑之补、泻、主治，以及药之相须、相佐、相畏、相反等义，颇为精详，学者能于此玩索而有得焉庶可与之言医方矣。故次列之以医方。

卷二 医方①

医方总义

麻黄汤发腊月寒伤荣②，桂枝汤散冬天风伤卫。九味羌活汤发三时之表三时，春、夏、秋伤寒也，六神通解散理晚发之邪三月天行谓之晚发。香苏散、十神汤、参苏饮发表调中平和之药，外感内伤兼治，葛根汤、解肌汤、小柴胡和解半表。大柴胡、三承气攻热邪传里，理中汤、四逆汤散寒中阴经以上治外感。

补中益气汤治饥饱劳役，升阳顺气汤疗恐怒忧思。调中益气汤调胃脾失协，参术调中汤治脾肺俱伤。升阳散火汤升散邪热凡言热者，指外热也，升阳益胃汤分消湿③气以上治内伤。

和解散、金沸草散治时行寒疫，神术散、定风饼子疗暴中风邪。人参败毒散、升麻葛根汤解瘟疫而身热，阳毒升麻汤、雄黄解毒丸散天行而咽痛。宣明双解散主温热始终之要药，藿香正气散治暑湿内外之良方。香薷饮、清暑益气汤、人参白虎汤、益元散、缩脾饮能驱实虚暑气，平胃散、羌活胜湿汤、升阳除湿汤、五苓散、术附汤善解外内湿邪。生料五积散解湿温寒治表里之寒湿，防风通圣散清热润燥治表里之燥热。搜风顺气丸、神芎丸润大肠燥证，黄连解毒汤、三黄丸泻三焦火邪凡言火者，指内火也。当归六黄汤泻火滋阴，防风当归饮补虚退热。

---

① 卷二医方：原无，据原书总目补。
② 荣：即"营"。成无己《注解伤寒论》："寒伤荣则寒伤营。"
③ 湿：原作"滋"，据《仁斋直指方论》卷之二改。

舟车丸、三花神佑丸能除湿热_{湿则生热}，秦艽汤、羌活愈风汤善解燥风_{燥则生风}。胃苓汤主伤暑、泄泻、腹疼，柴苓汤治伤寒、泄泻、身热。桂苓白术散疗霍乱而口发渴，加减理中汤治吐泻而咽不干。苍术汤、胃风汤治湿伤气分，白痢便脓；地黄汤、芍药汤主热伤血分，赤痢下血。万安散、七宝饮治疟无汗，寒多热少；清脾饮、六和汤疗疟有汗，寒少热多。华盖散、五拗汤主喘嗽因寒外袭，洗肺散、贝母散治咳嗽由火内生_{以上发表和中，以治风、寒、暑、湿、燥、火。}

　　白虎汤泻胃火有余，八珍汤补脾阴不足。白术和胃丸能养胃脾，宽中进食丸善滋形气。治中汤、枳术丸、大安丸、保和丸健脾消食，香豉丸、香棱丸、妙功丸、消块丸破积除癥。木香枳壳丸疗食停久发黄，神妙列仙散治酒积陈成疸。木香枳术丸、化滞汤调气进食，七转灵应丹、万应丸取积追虫。丁香脾积丸、妙应丸治心腹诸疼，大黄备急丸、三阳散主猝暴百病。三棱消积丸治新伤生冷硬物_{内用巴豆}，木香槟榔丸疗久患气食痞膨_{内用大黄}。巴豆斩关去时新之冷积可仗，大黄破结推陈久之热癥宜遵。气病宜调气，用木香、槟榔、香附、枳壳；血病宜和血，以川芎、当归、桃仁、红花。越鞠丸、木香流气饮开郁气之无形，蟠葱散、撞气阿魏丸破积血之有质。神砂一粒丹疗气郁而为心疼，神圣代针散治血积而作疝气。独活寄生汤开气血结滞在腰，当归拈痛汤散湿热沉凝于足。控涎丹、小胃丹治湿热流注四肢作疼，金枣丹、虎骨散疗气血怫①郁遍②体为病_{以上调胃消食，并治气血、湿热郁积。}

---

　　① 怫：原作"拂"，据《仁斋直指方论》卷之二改。怫，郁结不舒。《说文》："怫，郁也。"

　　② 遍：原作"避"，据《仁斋直指方论》卷之二改。

二陈汤以豁痰，三补丸而泻火。六君汤豁痰、补气、调胃，六物汤_{四物汤加黄柏、知母是也}降火、补血、滋阴。当归龙荟①丸，善降阴火，兼治胁痛；人参养胃汤，能开结痰，并疗久疟。太平丸、消化丸治痰嗽有功，左金丸、香连丸除热痢②必效。洗心散、泻③肝散泻心肝之火，滚痰丸、化痰丸蠲④热燥之痰。四七汤、黑锡丹开痰结心胸，清空膏、凉膈散除火升头膈。石膏羌活散祛风明目，川芎石膏汤泻火定眩。川芎茶调散治风热上攻头目，葛花解醒汤疗湿痰中满胃肠。龙脑鸡苏丸除肺心虚烦，人参泻肺⑤汤散胸膈⑥实火。犀角地黄汤、桃仁承气汤、茯苓补心汤、阿魏⑦丸、小建中汤治火载血而上出，当归承气汤、瑞竹蒲黄散、当归和血散、聚金丸、伏龙肝散疗阳逼阴而下行。红花当归散、千金桃仁汤、六合汤理经脉不通，凉血地黄汤、解毒四物汤、胶艾汤治崩漏不止。金匮当归散清热安胎而易产，丹溪天麻丸活血保产而无惊。女金丹、乌鸡丸调气血，令老妇妊娠；天一丸、连翘饮泻火湿，主小儿百病。醒脾散、玉饼子、肥儿丸、香棱丸治婴孩脾气不足而致疾，泻青丸、夺命散、抱龙丸、槟榔丸疗童稚肝邪有余而生灾。金箔镇心丸、金箔镇心丹安神定惊，五福化毒丹、犀角消毒饮消热解毒。异功⑧散补痘疮之虚寒，通圣散泻斑疹之实热。内疏⑨黄连汤、千金漏芦

---

① 荟：原作"会"，据《仁斋直指方论》卷之二改。

② 痢：原作"痛"，据《仁斋直指方论》卷之二改。

③ 泻：原作"洗"，据《仁斋直指方论》卷之二改。

④ 蠲（juān捐）：除去，驱除。《玉篇》："蠲，除也。"

⑤ 肺：原作"脾"，据《仁斋直指方论》卷之二改。

⑥ 膈：原作"肿"，据《仁斋直指方论》卷之二改。

⑦ 魏：原作"胶"，据《仁斋直指方论》卷之二改。

⑧ 功：原作"攻"，据《仁斋直指方论》卷之二改。

⑨ 疏：原作"托"，据《仁斋直指方论》卷之二改。

汤主阳痈瘅①掀外向，内托复煎散、渊然夺命丹治阴疽毒蕴于中。立马回疔丹、万灵夺命丹疗疔疮而有殊功，神效太乙膏、散肿溃坚汤治瘰疬而收实效。紫金丹治药食众毒，兼痈疽疔肿主解利；如圣散疗风湿诸邪，及瘫痪痛风主发散。香壳丸、归芎丸疗痔而清热凉血，槐角丸、乌玉丸治漏而散湿补虚。清心莲子饮、八正散治小便淋浊，有虚实之分；导滞通幽汤、三和散疗大肠燥结，有血气之异。海藏五饮汤散五等之饮，开结枳实丸消诸般之痰。导痰汤、三生丸豁痰疏风，千缗汤、四磨汤下气定喘。苏子降气汤消痰利气，三因七气汤解闷心开。瓜蒂散、稀涎散、四灵散吐涎而祛风，苏青丹、星香汤、涤痰汤豁痰而顺气。苏合香丸、乌药顺气散、匀气散善开结气，小省风汤、青州白丸子、搜风丸能散风痰。牛黄清心丸治诸痰热而类风，诸小续命汤疗真中风而在脉。三化汤主风入腑，推陈润燥；至宝丹治邪入脏，散热②消风。龙星丹疏风、清热、豁痰，愈风丹润燥、祛风、泻火。换骨丹、续命丹治风痰充塞经络而为瘫痪，清燥汤、健步丸疗湿热熏蒸筋骨而成痿疲。南星治风痰，苍术治湿痰，天花粉治热痰，海石治燥痰，半夏治寒痰；柴胡泻肝火，黄连泻心火，白芍药泻脾火，枯芩泻肺火，黄柏泻肾火。天门、麦门、知母、石膏、竹茹、童便、玄明粉、上清丸能散虚火，荆沥、竹沥、贝母、瓜蒌、韭汁、姜汁、霞天膏、二③沥汤善开虚痰。气虚加以四君，血虚加以四物以上治痰、火、气、风。

四君补气并益脾，四物补血兼滋肾。八物汤、十全大补汤

---

① 瘅：《仁斋直指方论》卷之二作"肿"，义胜。
② 热：原作"湿"，据《仁斋直指方论》卷之二改。
③ 二：原作"一"，据《仁斋直指方论》卷之二改。

补气血两虚，固本丸、古庵心肾丸①滋心肾不足。钱氏白术散、参苓白术散、竹叶石膏汤补脾胃诸虚，丹溪补阴丸、金匮肾气丸、三一肾气丸滋真阴久损。崔氏八味丸补阴与阳，天王补心丹宁神定志。朱砂安神丸凉血清心，八味定志丸补虚利窍。茯菟丸、萆薢分清饮除浊止淋，固精丸、固真大宝丸秘精收脱。保和汤、知母茯苓汤、黄芪鳖甲汤止嗽宁肺，保真汤、十味人参散、人参养荣汤除热补虚。一秤金、七仙丹乌发驻颜；琼玉膏、固本酒延年益寿以上补气血腑脏。

以方加减存乎人，要审病而合宜；用药补泻在于味，须随时而换气。奇、偶、复七方须知七方者，奇、偶、复、大、小、缓、急也，初、中、末三治要察初则发攻，中则调和，末则收补。寒因热用，热因寒用，通因通用，塞因塞用通因通用者，通其积滞而下焦自然闭塞也；塞因塞用者，塞其下流而上焦自然开豁也。高者抑之，下者举之，外者发之，内者夺之。寒则坚凝，热则开行，风能胜湿，湿能润燥。辛能散结，甘能缓中，淡能利窍，苦以泄逆，酸以收耗，咸以软坚。升、降、浮、沉则顺之谓顺其性，寒、热、温、凉宜逆也谓以寒治热，以热治寒也。

病有浅深，治有难易。初感风寒，乍伤饮食，一药可愈；旧存痃癖，久患虚劳，万方难瘳。履霜之疾②亟疗，无妄之药勿试③。病若挟虚，宜半攻而半补；医称多术，或用针而用灸。针有劫病之功，灸获回生之验。针能去气病而作痛，灸则消血

① 古庵心肾丸：《仁斋直指方论》卷之二作"秘传补元丸"。
② 履霜之疾：指疾病还处在萌芽未发的状态。有成语"履霜之戒"，比喻看到迹象而对未来提高警惕。
③ 无妄之药勿试：谓不可以轻易尝试、随便使用药物。《易·无妄》："无妄之药，不可试也。"

癥以成形。脏寒虚脱者，治以灸爇①；脉病挛痹者，疗以针刺。血实、蓄结、肿②热者，宜从砭石；气滞、痿厥、寒热者，当仿导引。经络不通，病生于不仁者，须觅醪醴；血气凝滞，病生于筋脉者，可行熨药。病剽悍者，按而收之谓按摩也；干霍乱者，刮而行之谓刮痧③也。医业十三科，宜精一派；病情千万变，仔细推详。

［增附］汤头歌诀

补益之剂十首　附方七

四君子汤《局方》，〔批〕助阳补气中和义，参术茯苓甘草比人参、白术、白茯苓各二钱，甘草一钱。气味中和，故名君子。益以夏陈半夏、陈皮名六君子汤，祛痰补气阳虚饵二陈除痰，四君补气，脾④弱阳虚宜之。除却半夏名异功散，钱氏。或加香木香砂砂仁胃寒使行气温中，名香砂六君子汤。

升阳益胃汤，东垣，〔批〕升阳益胃参术芪，黄连半夏草陈皮。苓泻防风羌独活，柴胡白芍枣姜随黄芪二两，人参、半夏、炙甘草各一钱，羌活、独活、防风、白芍（炒）各五钱，陈皮四钱，白术、茯苓、泽泻、柴胡各三钱，黄连二钱，每服三钱，加姜、枣煎。

六君子助阳、补脾、除痰，重用黄芪补气固胃，柴胡、羌、独除

---

① 爇（ruò 若）：燃，烧。《说文》："爇，烧也。"中医指用火烧针以刺激体表穴位。

② 肿：原作"瞳"，据《仁斋直指方论》卷之二改。

③ 痧：原作"沙"，据《仁斋直指方论》卷之二改。

④ 脾：原作"饵"，据蜚英书局本改。

湿升阳，泽泻、茯苓泻热降浊，加芍药和血敛阴，少佐黄连以退阴火。按：东垣治疗首重脾胃，而益胃又以升阳为先，故每用补中、上升、下渗之药。此方补中有散，发中有收，脾胃诸方多从此昉①也。

黄芪鳖甲散，罗谦甫，〔批〕劳热地骨皮，芄菀参苓柴半知。地黄芍药天冬桂，甘桔桑皮劳热宜治虚劳骨蒸，晡热咳嗽，食少盗汗。黄芪、鳖甲、天冬各五钱，地骨、秦芄、茯苓、柴胡各三钱，紫菀、半夏、知母、生地、白芍、桑皮、炙草各二钱半，人参、肉桂、桔梗各钱半，每服一两，加姜煎。

鳖甲、天冬、知、芍补水益阴，参、芪、桂、苓、甘草固卫助阳，桑、桔泻肺热，菀、夏理痰嗽，芄、柴、地骨退热升阳，为表里气血交补之剂。

秦芄鳖甲散，罗谦甫，〔批〕劳热治风劳，地骨柴胡及青蒿。当归知母乌梅合，止嗽除蒸敛汗高鳖甲、地骨皮、柴胡各一两，青蒿五叶②，秦芄、当归、知母各五钱，乌梅五个③。治略同前，汗多倍黄芪。此方加青蒿、乌梅，皆敛汗退蒸之意。

秦芄扶羸汤，《直指》，〔批〕肺劳鳖甲柴，地骨当归紫菀偕。半夏人参兼炙草，肺劳蒸嗽服之谐治肺痿骨蒸，劳嗽声嗄④，自汗体倦。柴胡二钱，秦芄、鳖甲、地骨、当归、人参各钱半，紫菀、半夏、甘草（炙）各一钱，加姜、枣煎。按：黄芪鳖甲散盖本此方，除当归加余药。

透肌解热，柴胡、秦芄、干葛为要剂，故骨蒸方中多用之。此方虽表里交治，而以柴胡为君。

---

① 昉（fǎng 访）：起始。清·谭嗣同《学篇》："呼黑为青，莫究所昉。"

② 叶：《汤头歌诀》作"钱"。

③ 个：《汤头歌诀》作"钱"。

④ 嗄（shà 煞）：声音嘶哑。《玉篇》："嗄，声破也。"

紫菀汤_{海藏}，〔批〕肺劳中知贝母，参苓五味阿胶偶。再加甘桔治肺伤，咳血吐痰劳热久_{治肺伤气极，劳热久嗽，吐痰吐血，肺痿肺痈}，〔批〕气极，六极之证。紫菀、知母、贝母、阿胶各一①钱，人参、茯苓、甘草、桔梗各五分，五味十二粒，一方加莲肉。

以保肺止嗽为君，故用阿胶、五味；以清火化痰为臣，故用知母、贝母；佐以参、苓、甘草，扶土生金；使以桔梗，上浮而利膈。

百合固金汤，赵蕺庵②，〔批〕肺伤咳血二地黄，玄参贝母桔甘藏。麦冬芍药当归配，喘咳痰血肺家伤_{生地二钱，熟地三钱，麦冬钱半，贝母、百合、当归、白芍、甘草各一钱，玄参、桔梗各八分}。

火旺则金伤，故以玄参、二地助肾滋水，麦冬、百合保肺安神，芍药、当归平肝养血，甘、桔、贝母清金化痰。皆以甘寒培本，不欲以苦寒伤生发之气也。

补肺阿胶散，钱氏，〔批〕止嗽生津马兜铃，鼠粘甘草杏糯停。肺虚火盛人当服，顺气生津嗽哽宁_{阿胶两半，马兜铃（焙）、鼠粘子（炒）、甘草（炙）、糯米各一两，杏仁七钱}。

牛蒡利膈滑痰，杏仁降气润嗽。李时珍曰：马兜铃，非取其补肺，取其清热降气，肺自安也。其中阿胶、糯米乃补肺之正药。

小建中汤_{仲景}，〔批〕温中散寒芍药多_{即桂枝加芍药汤，再加饴糖名建中}，桂姜甘草大枣和。更加饴糖补中脏，虚劳腹冷服之瘥_{芍药六两，桂枝、生姜各三两，甘草一两，枣十二枚，饴糖一升}。增入黄芪名亦尔_{再加黄芪两半，名黄芪建中汤（《金匮》）。若除饴糖，则名黄芪五物汤，不名建中矣。今人用建中者，绝不用饴糖，何}

---

① 一：《汤头歌诀》作"二"。

② 赵蕺庵：清代医家，生平不详，清·汪昂《医方集解》引有赵蕺庵方。

哉，表虚身痛效无过。又有建中十四味，阴斑劳损起沉疴亦有阴证发斑者，淡红隐隐散见肌表，此寒伏于下，逼其无根之火熏肺而然，若服寒药立毙。十全大补加附子，麦夏①苁蓉仔细哦即十全大补汤加附子、麦冬、半夏、肉苁蓉，名十四味建中汤。十四味除茯苓、白术、麦冬、川芎、熟地、肉苁蓉，名八味大建中汤，治同。

益气聪明汤东垣，〔批〕聪耳明目蔓荆，升葛参芪黄柏并。再加芍药炙甘草，耳聋目障服之清参、芪各五钱，蔓荆子、葛根各三钱，黄柏、白芍各二钱，升麻钱半，炙草一钱，每服四钱。

人之中气不足，清阳不升，则耳目不聪明。蔓荆、升、葛升其清气，参、芪、甘草补其中气，而以芍药平肝木，黄柏滋肾水也。

发表之剂十四②首　附方八

麻黄汤仲景，〔批〕伤寒荣无汗中用桂枝，杏仁甘草四般施。发热恶寒头项痛，伤寒服此汗淋漓麻黄（去节）三两，桂枝二两，杏仁七十枚（去皮尖），甘草（炙）一两。伤寒太阳表证无汗，用此发之。

麻黄善发汗，恐其力猛，故以桂枝监之、甘草和之，不令太发也。按：桂、麻二汤虽治太阳证，而先正③每云皆肺药，以伤寒必自皮毛入，而桂、麻又入肺经也。

桂枝汤仲景，〔批〕风伤卫有汗治太阳中风，芍药甘草姜枣同桂枝、芍药、生姜各三两，炙草三两，大枣十二枚。治太阳中风有汗，用此解肌，以和营卫。中，犹伤也，仲景《伤寒论》通用。桂

---

① 夏：原作"冬"，据小字注文及《汤头歌诀》改。

② 四：原作"八"，正文该条目下有方歌十四首，因改。

③ 先正：已故的君长，后泛指前贤。《礼记·缁衣》引逸诗："昔吾有先正，其言明且清。"

麻相合名各半汤，太阳如疟此为功热多寒少如疟状者宜之。

大青龙汤仲景，〔批〕风寒两解桂麻黄，杏草石膏姜枣藏麻黄六两，桂枝、炙草各三两，杏仁四十枚，石膏鸡子大，生姜三两，大枣十二枚。太阳无汗兼烦躁烦为阳、为风，躁为阴、为寒，必太阳证兼烦躁者方可用之。以杏、草佐麻黄发表，以姜、枣佐桂枝解肌。石膏质重泻火，气轻亦达肌表。义取青龙者，龙兴而云升雨降，郁热顿除，烦躁乃解也。若少阴烦躁而误服此则逆，风寒两解此为良麻黄汤治寒，桂枝汤治风，大青龙兼风寒而两解之。

陶节庵曰：此汤险峻，今之医人者则罕用。

小青龙汤仲景，〔批〕太阳行水发汗治水气，喘咳呕哕渴利慰太阳表证未解，心下有水气者用之。或喘、或咳、或呕、或哕、或渴、或利、或短气、或小便秘，皆水气内积所致。姜桂麻黄芍药甘，细辛半夏兼五味干姜、桂枝、麻黄、芍药（酒炒）、炙草、细辛各二两，半夏、五味子各半升。

桂枝解表，使水从汗泄；芍、味敛肺，所以收喘咳；姜、夏、细辛润肾行水以止渴呕，亦表里①分消之意。

葛根汤仲景，〔批〕太阳无汗恶风内麻黄襄②，二味加入桂枝汤桂枝、芍药、炙草各二两，姜三两，枣十二枚，此桂枝汤也。加葛根四两，麻黄三两。轻可去实因无汗中风表③实，故汗不得出。《十剂》曰：轻可去实，葛根、麻黄之属是也，有汗加葛无麻黄名桂枝加葛根汤，仲景治太阳有汗恶风。

升麻葛根汤钱氏钱乙，〔批〕阳明升散，再加芍药甘草是升麻三钱，葛根、芍药各二钱，炙草一钱。轻可去实，辛能达表，故用

---

① 里：原无，据《汤头歌诀》补。

② 襄：佐治，辅助。

③ 表：原作"未"，据《汤头歌诀》改。

升、葛发散阳明表邪；阳邪①盛则阴气虚，故加芍药敛阴和血。升麻、甘草升阳解毒，故亦治时疫。**阳明发热与头疼，无汗恶寒堪倚治**及目痛、鼻干、不得卧等证。**亦疗时疫与阳斑，痘疹已出慎勿使**恐升散太重则虚其表也。

九味羌活汤，张元素，〔批〕**解表通剂用防风，细辛苍芷与川芎。黄芩生地同甘草，三阳解表益姜葱**羌活、防风、苍术各钱半，白芷、川芎、黄芩、生地、甘草各一钱，细辛五分，加生姜、葱白煎。**阳虚气弱人禁用，加减临时在变通。**

洁古制此汤，以代桂枝、麻黄、青龙、各半等汤。用羌、防、苍、细、芎、芷各走一经，祛风散寒，为诸路之应兵。加黄芩泄气中之热，生地泄血中之热，甘草以调和诸药。然黄芩、生地寒滞，未可概施，用时宜审。

十神汤《局方》，〔批〕**时行感冒里葛升麻，陈草苏芎白芷加。麻黄赤芍兼香附，时行瘟疫感冒效堪夸**葛根、升麻、陈皮、甘草、川芎、紫苏、白芷、麻黄、赤芍、香附等分，加姜、葱煎。治风寒两感，头痛发热，无汗恶寒，咳嗽鼻塞。

芎、麻、升、葛、苏、芷、香附辛香利气，发表散寒；加芍药者，敛阴气于发汗之中；加甘草者，和阳气于疏利之队也。吴绶曰：此方用升麻、干葛，能解阳明瘟疫时气。若太阳伤寒发热用之，则引邪入阳明，传变发斑矣，慎之。

神术散《局方》，〔批〕**散风寒湿用甘草苍，细辛藁本芎芷羌**苍术二两，炙草、细辛、藁本、白芷、川芎、羌活各一两，每服四钱，生姜、葱白煎。**各走一经祛风湿**太阴苍术，少阴细辛，厥阴、少阳川芎，太阳羌活、藁本，阳明白芷。此方与九味羌活汤意同，加藁本，除黄芩、生地、防风，较羌活汤更稳，风寒泄泻总堪尝。太

---

① 阳邪：原无，据《汤头歌诀》补。

无神术散。太无，丹溪之师即平胃散，加入菖蒲与藿香陈皮为君二钱，苍术、厚朴各一钱，炙草、菖蒲、藿香各钱半。治岚瘴、瘟疟、时气。**海藏神术散苍防草，太阳无汗代麻黄**苍术、防风各二两，炙草一两，用代仲景麻黄汤，治太阳伤寒无汗。**若以白术易苍术，太阳有汗此汤良**名白术汤，用代桂枝汤，治太阳伤风有汗①。二术主治略同，特有止汗、发汗之异。

麻黄附子细辛汤仲景，〔批〕少阳表证，**发表温经两法彰**麻黄、细辛各二两，附子一枚（炮）。麻黄发太阳之汗，附子温少阴之经，细辛为肾经表药，联属②其间。**若非表里相兼治，少阴反热曷③能康**少阴证脉沉属里，当无热，今反发热，为太阴表证未除。

人参败毒散，《活人》。毒，即热湿也。〔批〕暑湿热时行**茯苓草，枳桔柴前羌独芎。薄荷少许姜三片，时行感冒有奇功**人参、茯苓、枳壳、桔梗、柴胡、羌活、独活、川芎各一两，甘草五钱，每服一④两，加薄荷、生姜煎。羌活理太阳游风；独活理少阴伏风，兼能去湿除痛；川芎、柴胡和血升清；枳壳、前胡行痰降气；甘、桔、参、茯清肺强胃，辅正匡⑤邪也。喻⑥嘉言：暑、湿、热三气门中，推此方为第一，俗医减却人参，曾与他有别耶。**去参名为败毒散，加入消风散，见风门**治亦同合消风散，名消风败毒散。

再造散节庵，〔批〕阳虚不能作汗**用参芪甘，桂附羌防芎芍参。细辛加枣煨姜煎，阳虚无汗法当谙**人参、黄芪、甘草、川芎、

① 汗：此字下原衍"汗"字，据蜚英书局本删。
② 属：原作"渴"，据《汤头歌诀·麻黄附子细辛汤》改。
③ 曷（hé何）：犹"岂"，表反问。《说文》："曷，何也。"
④ 一：《汤头歌诀》作"二"。
⑤ 匡：匡扶，拯救。《尔雅》："匡，救也。"
⑥ 喻：原作"俞"，据文义改。下文有数处"喻"误作"俞"字例，统一径改，不再出注。

白芍（酒炒）、羌活、防风、桂枝、附子（炮）、细辛（煨），姜、大枣煎。

以参、芪、甘、姜、桂、附大补其阳；以羌、防、芎、细散寒发表；加芍药者，于阳中敛阴，散中有收也。陶节庵曰：发热头痛、恶寒无汗服汗剂，汗不出者为阳虚，不能作汗名无阳证。庸医不识，不论时令，遂以麻黄重剂劫取其汗，误人死者多矣。又曰：人第知参、芪能止汗，而不知其能发汗，以在表药队中则助表药而解散也。

麻黄人参芍药汤东垣，〔批〕内感伤寒，桂枝五味麦冬襄。归芪甘草汗兼补，虚人外感服之康麻黄、白芍、黄芪、当归、甘草（炙）各一钱，人参、麦冬各三分，桂枝五分，五味五粒。

东垣治一人内蕴虚热、外感大寒而吐血，法仲景麻黄汤加补剂制此方，一服而愈。原解曰：麻黄散外寒，桂枝补表虚，黄芪实表益卫，人参益气固表，麦冬、五味保肺气，甘草补脾，芍药安太阴①，当归和血养血。

神白②散《卫生家宝》，〔批〕一切风寒用白芷甘，姜葱淡豉与相参白芷一两，甘草五钱，淡豉五十粒，姜三片，葱白三寸，煎服取汗。一切风寒皆可服，妇人鸡犬忌窥探煎要至诚，服乃有效。《肘后》单煎葱白豉葱一握，豉一升，名葱豉汤，用代麻黄汤功不惭伤寒初觉头痛身热，便宜服之，可代麻黄汤。

攻里之剂七首 附方四③

大承气汤仲景，〔批〕胃腑、三焦大热大实用芒硝，枳实大黄厚朴饶大黄四两（酒洗），芒硝三合，厚朴八两，枳实五枚。救阴泻

---

① 阴：《汤头歌诀》作"阳"。
② 白：原作"术"，据《汤头歌诀》改。
③ 四：原作"七"，据《汤头歌诀》改。

热功偏擅，急下阳明有数条_{大黄治大实，芒硝治大燥大坚，二味治}有形血药；厚朴治大满，枳实治痞，二味治无形气药。热毒传入阳明胃腑，痞、满、燥、实、坚全见，杂证，三焦实热①，并须以此下之。

胃为水谷之海，土为万物之母，四旁有病皆能传入胃，已入胃腑则不复传他经矣。陶节庵曰：伤寒热邪传里，须看其浅深用药，大承气最紧，小承气次之，调胃又次之，大柴胡又次之。盖恐硝性燥急，故不轻用。

小承气汤_{仲景}，〔批〕胃腑实满朴实黄_{大黄四两，厚朴二两}（姜炒），枳实三枚（麸炒），谵狂痞鞕_{音硬}上焦强_{热在上焦则满，}在中焦则硬，胃有燥粪则谵语。不用芒硝者，恐伤下焦真阴也。益以羌活名三化汤，中风闭实可消详。

用承气治二便，加羌活治风。中风体实者可偶用，然涉虚者多，不可轻投。

调胃承气汤，仲景，〔批〕胃实缓攻硝黄草_{大黄（酒浸）、芒硝}各一两，甘草（炙）五钱，甘缓微和将胃保_{用甘草，甘以缓之，微}和胃气，勿令大泄下。不用朴实伤上焦_{不用厚朴、枳实，恐伤上焦}氤氲②之气也，中焦燥实服之好。

木香槟榔丸，张子和，〔批〕一切实积青陈皮，枳壳柏连棱莪随。大黄黑丑兼香附，芒硝水丸量服奇。一切实积能推荡，泻痢实③疟用咸宜_{木香、槟榔、青皮（醋炒）、陈皮、枳壳（炒）、黄}柏（酒炒）、黄连（川茱萸汤炒）、三棱、莪茂（并醋炒④）各五钱，大黄（酒浸）一两，香附、牵牛各二两，芒硝水丸，量虚实服。

---

① 热：原无，据《汤头歌诀》补。
② 氤氲（yīn yūn 阴晕）：弥漫、动荡貌。
③ 实：原作"食"，据《汤头歌诀》改。
④ 炒：《汤头歌诀》作"煎"。

木香、香附、青、陈、枳壳利气宽肠，而牵牛、槟榔下气尤速，气行则无痞满后重之患矣！连①、柏燥湿清热，棱、莪行气破血，硝、黄去血中伏热，并为推坚峻品，湿热积滞去则二便调而三焦通泰矣。盖宿垢不净，清阳终不得升，亦通因通用之意也。

枳实导滞丸，东垣，〔批〕湿热食积首大黄，芩连曲术茯苓襄。泽泻蒸饼糊丸服，湿热积滞力能攘大黄一两，枳实（麸炒）、黄芩（酒炒）、黄连（酒炒）、神曲（炒）各五钱，白术（土炒）、茯苓各三②钱，泽泻二钱，蒸饼糊丸，量虚实服。大黄、枳实荡热去积，芩、连佐之以清热，苓、泻佐之以利湿，神曲佐之以消食，又恐苦寒力峻，故加白术补土固中。若还后重兼气滞，木香导滞丸加槟榔。

温脾汤，《千金》，〔批〕温药攻下参附与干姜，甘草当归硝大黄。寒热并行治寒积，脐腹绞结痛非常人参、附子、甘草、芒硝各一两，大黄五两，当归、干姜各三两，煎服，日三。本方除当归、芒硝，亦名温脾汤，治久痢赤白、脾胃冷实不消。

硝、黄以荡其积，姜、附以祛其寒，参、草、当归以保其血气。按：古人方中多有硝、黄、柏、连与姜、茱、桂、附寒热并用者，亦有参、术、硝、黄补泻并用者，亦有大黄、麻黄汗下兼行者，今人罕识其指，姑录此方，以见治疗之妙不一端也。

蜜煎导法〔批〕外导法通大便仲景用蜜熬如饴，捻作挺子，掺皂角末，乘热纳谷道③中，或掺盐，或将猪胆汁灌肛中用猪胆汁醋和，以竹管插肛门中，将汁灌入，顷当大便，名猪胆汁导法，仲景。不欲苦寒伤胃腑，阳明无热勿轻攻。

胃腑无热而便秘者，为汗多津液不足，不宜用承气妄攻。此仲景

---

① 连：原作"黄"，据《汤头歌诀》改。
② 三：原作"二"，据《汤头歌诀》改。
③ 谷道：中医指后窍、肛门。

心法，后人罕识，故录二方于攻下之末。

涌吐之剂二首　附方六

汗、吐、下、和乃治疗之四法。经曰：在上者涌之，其高者因而越之。故古人治病，用吐法者最多。朱丹溪曰：吐中就有发散之义。张子和曰：诸汗法古方多有之，惟以吐发汗者，世罕知之。今人医疗惟用汗、下、和，而吐法绝置不用，可见时师之缺略，特补涌吐一门①，方虽简而法不可废也。若丹溪用四物、四君引吐，又治小便不通亦用吐法，是又在用者之圆神矣。

瓜蒂散仲景，〔批〕痰食实热中赤小豆甜瓜蒂（炒黄）、赤豆共为末，熟水或齑②水调，量虚实服，或入藜芦郁金凑张子和去赤豆加藜芦、防风，一方去赤豆加郁金、韭汁，俱名三圣散，鹅翎探吐，并治风痰。此吐实热与风痰瓜蒂吐实热，藜芦吐风痰，虚者参芦散一味勾虚人痰壅不得服瓜蒂者，参③、芦代之，或加竹沥。若吐虚烦栀豉汤仲景。栀子十四枚，豉四合，治伤寒后虚烦，剧痰乌尖吐方透丹溪治许白云，用瓜蒂、栀子、苦参、藜芦，屡吐不透，后以浆水和乌附尖服，始得大吐。古人尚有烧盐方，一切积滞功能奏烧盐熟汤调服，以指探吐，治霍乱、宿食、冷痛等证。

《千金》曰：凡病宜吐，大胜用药。

稀涎散，严用和，〔批〕吐中风痰皂角白矾班皂角四两④（去皮、弦、炙），白矾一两，为末，每服五分。白矾酸苦涌泄，能软顽痰；皂角辛咸通窍，专制风木。此夺门之兵也，风初中时宜用之，或

---

① 门：原作"方"，据《汤头歌诀》改。

② 齑（jī 机）：指捣碎了的姜、蒜、韭菜等。《周礼·天官》："齑，捣辛物为之。"

③ 参：原作"藜"，据《汤头歌诀》改。

④ 两：《汤头歌诀》作"挺"。

益藜芦微吐间。风中痰升人眩仆，当先服此通其关令微吐稀涎，续进他药。通关散用细辛皂角，为末，吹鼻得嚏保生还猝中者用此吹鼻，有嚏者可治，无嚏者为肺气已绝。

和解之剂九首　附方五

小柴胡汤仲景，〔批〕半表半里和解和解供，半夏人参甘草从。更用黄芩加姜枣，少阳百病此为宗柴胡八两，半夏半升，人参、甘草、黄芩、生姜各三两，大枣十二枚。治一切往来寒热，胸满胁痛，心烦喜呕，口苦耳聋，咳渴悸利，半表半里之证。属少阳经者，但见一证即是，不必悉具。

胆腑清净，无出无入，经在半表半里，治宜和解。柴胡升阳达表；黄芩退热和阴；半夏祛痰散逆；参、草辅正补中，使邪不得复传入里也。

四逆散仲景，〔批〕阳证热厥里用柴胡，芍药枳实甘草须柴胡、芍药（炒）、枳实（麸炒）、甘草（炙）等分。此是阳邪成厥逆阳邪入里，四肢逆而不温，敛阴泄热平剂扶。

芍药敛阴，枳实泄热，甘草和逆，柴胡散邪，用平剂以和解之。

黄连汤仲景，〔批〕升降阴阳内用干姜，半夏人参甘草藏。更用桂枝兼大枣，寒热平调呕痛忘黄连（炒）、干姜（炮）、甘草、桂枝各三两，参二两，半夏半升，大枣十二枚。治胸中有热而欲呕，胃中有寒而作痛。或丹田有热、胸中有寒者，仲景亦用此汤。

按：此汤与小柴胡汤同意，以桂枝易柴胡，以黄连易黄芩，以干姜易生姜，余药同，皆和解之意。但小柴胡汤属少阳药，此汤属太阳、阳明药也。

黄芩汤仲景，〔批〕太阳少阳合并下利用甘芍并，二阳合利枣加烹治太阳、少阳合病下利。黄芩三两，芍药、甘草各二两，枣十二枚。阳邪入里，故以黄芩彻其热，甘草、大枣和其太阴。**此方遂为治痢祖，后人加味或更名利，泻泄也**；痢，滞下也。仲景本治伤寒下利，《机要》用此治痢，更名黄芩芍药汤。洁古治痢，加木香、槟榔、大黄、黄连、当归、官桂，名芍药汤。**再加生姜与半夏名黄芩加生姜半夏汤，仲景，前证兼呕此能平**。单用芍药与甘草炙，等分，名芍药甘草汤，仲景，**散逆止痛能和营**。

虞天民曰：白芍不惟治血虚，兼能行气。腹痛者，营气不和，逆于肉里，以白芍行营气，以甘草和逆①气，故治之也。

逍遥散《局方》，〔批〕**散瘀开经用当归芍，柴苓术草加姜薄**

柴胡、当归（酒拌）、白芍（酒炒）、白术（土炒）、茯苓各一钱，甘草（炙②）五分，加煨姜、薄荷煎。**散郁除蒸功最奇**肝虚则血病，归、芍养血平肝；木盛则土衰，术、草和中补土；柴胡升阳散③热；茯苓利湿宁心；生姜暖胃祛痰，薄荷消风理血。《医贯》曰：方中柴胡、薄荷二味最妙，木喜风摇，寒即摧萎，温即发生，木郁则火郁，火郁则土郁，土郁则金郁，金郁则水郁，五行相因，自然之理也。余以一方治木郁，而诸郁皆解，逍遥散是也，**调经八味丹栀着**加丹皮、栀子，名八味逍遥散，治肝伤血少。

藿香正气散，《局方》，〔批〕**疗一切不正之气大腹苏，甘桔陈苓术朴俱。夏曲白芷加姜枣，感伤**外感内伤**岚④瘴并能驱**藿香、大腹皮、紫苏、茯苓、白芷各三两，陈皮、白术（土炒）、厚朴（姜汁炒）、半夏曲、桔梗各二两，甘草一两，每服五钱，加姜、枣煎。

藿香理气和中，辟恶止呕；苏、芷、桔梗散寒利膈，以散表邪；腹、朴消满，陈、夏除痰，以疏里滞；苓、术、甘草益脾去湿，以辅

---

① 逆：原作"营"，据《汤头歌诀》改。
② 炙：原作"各"，据《汤头歌诀》改。
③ 散：此字下原衍"发"字，据《汤头歌诀》删。
④ 岚：原作"风"，据《汤头歌诀》改。

正气，正气通畅，则邪逆自除矣。

六和汤，《局方》，〔批〕调和六气藿朴杏砂呈，半夏木瓜赤茯并。术参扁豆同甘草，姜枣煎之六气平藿香、厚朴、杏仁、砂仁、半夏、木瓜、赤茯苓、白术、人参、扁豆、甘草，加姜、枣煎。能御风、寒、暑、湿、燥、火六气，故曰六和。藿、朴、杏、砂理气化食，参、术、陈、夏辅正匡脾，豆、瓜祛暑，赤茯行水。大抵以理气健脾为主，脾胃既强，则诸邪不能干矣。或益香薷或苏叶，伤寒伤暑用须明伤寒加苏叶，伤暑加香薷。

清脾饮严用和，〔批〕阳疟用青朴柴，芩夏甘苓①白术偕。更加草果姜煎服，热多阳疟此方佳青皮、厚朴（醋炒）、柴胡、黄芩、半夏（姜制）、甘草（炙）、茯苓、白术（土炒）、草果（煨），加姜煎。疟不止，加酒炒常山一钱、乌梅二个；大渴，加麦冬、知母。

疟疾，一名脾寒，盖因脾胃受伤者居多。此方乃加减小柴胡汤从温脾诸方而一变也。青、柴平肝破滞；朴、夏平胃祛痰；芩、苓清热利湿；术、草补脾调中；草果散太阴积寒，除痰截疟。

痛泻要方刘草窗，〔批〕痛泻陈皮芍，防风白术煎丸酌白术（土炒）三两，白芍（酒炒）四两，陈皮（炒）两半，防风一两，或煎或丸，久泻加升麻。补土泻木理肝脾陈皮理气补脾，防、芍泻木益土，若作食伤医便错吴鹤皋曰：伤食腹痛，得泻便减，今泻而痛不减，故责之土败木贼②也。

表里之剂八首　附方五

大柴胡汤仲景，〔批〕发表攻里用大黄，枳实芩夏白芍将。

① 苓：原作"草"，据小字注文及《汤头歌诀》改。
② 贼：原作"败"，据《汤头歌诀》改。

煎加姜枣表兼里，妙法内攻并外攘柴胡八两，大黄二两，枳实四枚，半夏半升，黄芩、芍药各三两，生姜五①两，大枣十二枚。治阳邪入里，表证未除，里证又急者。柴胡解表，大黄、枳实攻里，黄芩清热，芍药敛阴，半夏和胃止呕，姜、枣②调和营卫。按：本方、次方治少阳、阳明，后方治太阴、阳明，为不同。柴胡加芒硝汤义亦尔小柴胡汤加芒硝六两，仲景，仍有桂枝加大黄汤仲景桂枝汤内加大黄一两，芍药三两。治太阳误下转属太阴，大实痛者。

防风通圣散，河间，〔批〕表里实热大黄硝，荆芥麻黄栀芍翘。甘桔芎归膏滑石，薄荷芩术方偏饶。表里交攻阳热盛，外科疡毒总能消大黄（酒蒸）、芒硝、防风、荆芥、麻黄、黑栀、白芍（炒）、连翘、川芎、当归、薄荷、白术各五钱，桔梗、黄芩、石膏各一两，甘草二两，滑石三两，加姜、葱煎。

荆、防、麻黄、薄荷发汗而散热搜风，栀子、滑石、硝黄利便而降火行水，芩、桔、石膏③清肺泻胃，川芎、归、芍养血补肝，连翘散气聚血凝，甘、术能补中燥湿，故能汗不伤表，下不伤里也。

五积散《局方》，〔批〕发表温里治五般④积寒积、食积、气积、血积、痰积，麻黄苍芷芍归芎。枳桔桂姜甘茯朴，陈皮半夏加姜葱当归、川芎、白芍、茯苓、桔梗各八分，苍术、白芷、厚朴、陈皮各六分，枳壳七分，麻黄、半夏各四分，肉桂、干姜、甘草各三分，重表者用桂枝。桂、麻解表散寒，甘、芍和里止痛，苍、朴平胃，陈、夏行痰，芎、归养血，茯苓利水，姜、芷祛寒湿，枳、桔利膈肠。一方统治多病，唯善用者变而通之。除桂枳陈余略炒三味生

① 五：《汤头歌诀》作"二"。
② 枣：原作"之"，据《汤头歌诀》改。
③ 石膏：原无，据《汤头歌诀》补。
④ 般：原作"瘢"，据《汤头歌诀》改。

用，余药微炒，名熟料五积散，**熟料尤增温散功。温中解表祛寒湿，散痞调经用各充。**

陶节庵曰：凡阴证伤寒，脉浮沉无力，均当服之，亦可加附子。

三黄石膏汤，〔批〕发表清里芩柏连，栀子麻黄豆豉全。姜枣细茶煎热服寒因热用，**表里三焦热盛宜**石膏两半，黄芩、黄柏、黄连各七钱，栀子三十个，麻黄、淡豉各二合，每服一两，姜三片、枣二枚、茶一撮煎，热服。治表里三焦大热，谵狂，斑衄，身目俱黄。

黄芩泻上焦，黄连泻中焦，黄柏泻下焦，栀子通泻三焦之火以清里；麻黄、淡豉散寒发汗而解表；石膏体重能泻肺胃之火，气轻亦能解肌也。

葛根黄连黄芩汤仲景，〔批〕太阳阳明解表清里，甘草四般治**二阳治**太阳桂枝证，医误下之，邪入阳明，胁热、下利、脉促、喘而汗出者。葛根八两，炙草、黄芩各二两，黄连三两。**解表清里兼和胃，喘汗自利保平康。**

成无己曰：邪在里，宜见阴脉，促为阳盛，知表未解也。病有汗出而喘者，为邪气外甚，今喘而汗出，为里热气逆，与此方散表邪清里热。脉数而止曰促，用葛根者，专主阳明之表。

参苏饮《元戎》，〔批〕内伤外感内用陈皮，枳壳前胡半夏宜。干葛木香甘桔茯，内伤外感此方推人参、紫苏、前胡、半夏（姜制）、干葛、茯苓各七钱半，陈皮、枳壳（麸炒）、桔梗、木香、甘草各一①钱，每服二钱，加姜、枣煎。治外感内伤，发热头痛，呕逆咳嗽，痰眩风泻。外感重者，去枣，加葱白。苏、葛、前胡解表，参、苓、甘草补中，陈皮、木香行气破滞，半夏、枳、桔利膈祛痰。**参前若去芎柴入，饮号芎苏治不差**去人参、前胡，加川芎、柴胡，

---

① 一：《汤头歌诀》作"二"。

名芎苏饮，不服参者宜之。香苏饮《局方》仅陈皮草，感伤内外亦堪施香附（炒）、紫苏各二钱，陈皮（去白）一钱，甘草七分，加姜、葱煎。

茵陈丸《外台》，〔批〕汗吐下兼行用大黄硝，鳖甲常山巴豆邀。杏仁栀豉蜜丸服，汗吐下兼三法迢①。时气毒疠及疟痢，一丸两服量病调茵陈、芒硝、鳖甲（炙）、栀子各二两，大黄五两，常山、杏仁（炒）各三两，巴豆一两（去心皮，炒），豉五合，蜜丸梧子大，每服一丸，或吐或汗或利，不应再服。一丸不应，以热汤投之。

栀子、淡豉，栀豉汤也，合常山可以涌吐，合杏仁可以解肌。大黄、芒硝，承气汤也，可以荡热去实，合茵陈可以利湿退黄，加巴豆大热以祛脏腑积寒，加鳖甲滋阴以退血分寒热。此方备汗、吐、下三法，虽云劫剂，实是佳方。

大羌活汤〔批〕伤寒两感即九味，己独知连白术暨即九味羌活汤加防己、知母、独活、黄连、白术②，内生地、川芎、知母各一两，余药各三钱，每服五钱。散热培阴表里和，伤寒两感差堪慰两感伤寒，一日太阳与少阴俱病，二日阳明与太阴③俱病，三日少阳与厥阴俱病。阴阳表里同时俱病，欲汗则有里证，欲下则有表证。经曰：其两感于寒者必死。仲景无治法，洁古为制此方，间有生者。

羌、独、苍、防、细辛以散寒发表，芩、连、防己、知母、芎、地以清里培阴，白术、甘草以固中和表里。

消补之剂七首　附方六

平胃散《局方》，〔批〕除湿散满是苍术朴，陈皮甘草四般药

---

① 迢：高，远。《集韵》："迢迢，高貌。"
② 白术：原缺，据正文及《汤头歌诀》补。
③ 阴：《汤头歌诀》作"阳"。

苍术（米泔浸）二钱，厚朴（姜汁炒）、陈皮（去白）、甘草（炙）各一钱，姜、枣煎。除湿散满驱瘴岚，调胃诸方从此扩苍术燥湿强脾，厚朴散满平胃，陈皮利气行痰，甘草和中补土，泄中有补也。或合二陈名平陈汤，治痰或五苓名胃苓汤，治泄，硝黄麦曲均堪着加麦芽、神曲消食，加大黄、芒硝荡积。若合小柴胡名柴平汤，煎加姜枣能除疟。又不换金正气散，即是此方加夏藿半夏、藿香。

保和丸，〔批〕饮食触伤神曲与山楂，苓夏陈翘菔音卜子加。曲糊为丸麦芽汤下，亦可方中用麦芽山楂（去核）三两，神曲、茯苓、半夏各一两，陈皮、菔子（微炒）、连翘各五钱。山楂消肉食，麦芽消谷食，神曲消食解酒，菔子下气（制曲），茯苓渗湿，连翘散结，陈、夏健脾化痰。此内伤而气未病者，故但以和平之品消而化之，不必攻补也。大安丸内加白术二两，消中兼补效堪夸。

健脾丸，〔批〕补脾消食参术与陈皮，枳实山楂麦蘖芽随。曲糊作丸米饮下，消补兼行胃弱宜人参、白术（土炒）各二两，陈皮、麦芽（炒）各一两，山楂两半，枳实（麸炒）三两。陈皮、枳实理气化积，山楂消肉食，曲、麦消谷食，人参、白术益气强脾。枳术丸洁古亦消兼补白术（土炒）、枳实（麸炒）等分，荷叶煨饭上升奇荷叶包陈米饭，煨干为丸，引胃气及少阳肝胆之气上升。

参茯白术散，〔批〕补脾扁豆陈，山药甘莲砂薏仁数药利气强脾。桔梗上浮载药上行兼保肺①恐燥药上僭，枣汤调服益脾神人参、茯苓、白术（土炒）、陈皮、山药、甘草（炙）各一斤，扁豆（炒）十二两，莲肉（炒）、砂仁、苡仁（炒）、桔梗各一②斤，共为

---

① 肺：原作"脾"，据《汤头歌诀》改。
② 一：《汤头歌诀》作"半"。

末，每服三①钱，枣汤或米饮调下。

枳实消痞丸，东垣，〔批〕固脾消痞四君全，麦芽夏曲朴姜连。蒸饼糊丸消积满，清热破结补虚痊枳实（麸炒）、黄连（姜汁炒）各五钱，人参、白术（土炒）、麦芽（炒）、半夏曲、厚朴（姜汁炒）、茯苓各三钱，甘草（炙）、干姜各二钱。

黄连、枳实治痞君药，麦、夏、姜、朴温胃散满，参、术、苓、草燥湿补脾，使气足脾运，痞乃化也。

鳖甲饮子严氏，〔批〕疟母治疟母久疟不愈，中有结癖，甘陈芪术芍芎偶。草果槟榔厚朴增，乌梅姜枣同煎服鳖甲（醋炙）、黄芪、白术（土炒）、甘草、陈皮、川芎、白芍（酒炒）、草果（面煨）、槟榔、厚朴等分，姜三片、枣二枚、乌梅少许煎。

鳖甲属阴入肝退热散结为君；甘、陈、芪、术助阳补气，川芎、白芍养血和阴，草果温胃，槟榔破积，厚朴散满，甘草和中，乌梅酸敛，姜、枣和营卫。

葛花解酲汤，〔批〕酒积香砂仁，二苓参术蔻青陈。神曲干姜兼泽泻，温中利湿酒伤珍葛花、砂仁、豆蔻各一钱，木香一分，茯苓、人参、白术（炒）、青皮、陈皮各四分，神曲（炒）、干姜、猪苓、泽泻各三②分，专治酒积及吐泻痞塞。

砂、蔻、神曲皆能解酒，青皮、木香、干姜行气温中，葛花引湿热从肌肉出，苓、泻引湿热从小便出，益以参、术固其中气也。

理气之剂十一首、附方八

补中益气汤，东垣，〔批〕补气升阳芪术陈，升柴参草当归身黄芪（蜜炙）钱半，人参、甘草（炙）各一钱，白术（土炒）、陈皮

---

① 三：《汤头歌诀》作"二"。
② 三：《汤头歌诀》作"五"。

（留白）、归身各五分，升麻、柴胡各三分，加姜、枣煎。表虚者，升麻用蜜水炒用。东垣曰：升、柴味薄性阳，能引脾胃清气行于阳道，以资春气之和；又引参、芪、甘草上行，充实腠理，使卫外为固。凡补脾胃之药，多以升阳补气名之者，此也。**虚劳内伤功独擅，亦治阳虚外感**因虚人感冒不任发散者，此方可以代之，或加辛散药。**木香苍术易归术，调中益气畅脾神**除当归、白术，加木香、苍术，名调中益气汤。前方加白芍、五味子，发中有收，亦名调中益气汤。俱李东垣方。

　　乌药顺气汤丹溪，〔批〕**中气芎芷姜，橘红枳桔及麻黄。僵蚕炙草姜煎服，中气厥逆此方详**厥逆痰壅，口噤脉伏，身温为中风，身冷为中气。中风多痰涎，中气无痰涎，以此为辨。许学士云：中气之证，不可作中风治。喻嘉言曰：中风证多挟①中气。乌药、橘红各二钱，川芎、白芷、枳壳、桔梗、麻黄各一钱，僵蚕（去丝、嘴，炒）、炮姜、炙草各五分，加姜、枣煎。

　　麻、梗、芎、芷发汗散寒以顺表气，乌、姜、陈、枳行气祛痰以顺里气。加僵蚕清化消风，甘草协和诸药。古云：气顺则风散。风邪猝中，当先治标也。

　　越鞠丸丹溪，〔批〕**六郁治六般郁**，气血痰火湿食因此六郁也。**芎苍香附兼栀曲，气畅郁舒痞闷伸**吴鹤皋曰：香附开气郁，苍术燥湿郁，抚芎调血郁，栀子清火郁，神曲消食郁，各等分，曲糊为丸。又湿郁加茯苓、白芷，火郁加青黛，痰郁加星、夏、栝蒌、海石，血郁加桃仁、红花，气郁加木香、槟榔，食郁加麦芽、山楂，挟寒加吴茱萸。又**六郁汤苍芎附，甘苓橘半栀砂仁**苍术、川芎、香附、甘草、茯苓、橘红、半夏、栀子、砂仁，此前方加味，兼治痰郁，看六郁中之重者为君，余药听加减用之。

---

　　① 挟：原作"状"，据《汤头歌诀》改。

苏子降气汤，《局方》，〔批〕降气行痰橘半归，前胡桂朴草姜依。下虚上盛痰嗽喘，亦有加参贵合机苏子、橘红、半夏、当归、前胡、厚朴（姜汁炒）各一钱，肉桂、炙甘草各五分，加姜煎。一方无桂，加沉香。

苏子、前胡、橘红、半夏降气行痰，气行则痰行也。数药兼能发表，加当归和血，甘草缓中。下虚上盛，故又用官桂引火归元。如气虚亦有加人参、五味者。

四七汤《三因》，〔批〕开郁理七情气七气，寒、热、喜、怒、忧、愁、恚也，亦名七气汤，半夏厚朴茯苓苏半夏（姜汁炒）五钱，厚朴（姜汁炒）三钱，茯苓四钱，紫苏二钱。郁虽由乎气，亦多挟湿挟痰，故以半夏、厚朴除痰散满，茯苓、苏叶利湿宽中，湿去痰行，郁自除矣。姜枣煎之舒郁结，痰涎呕痛尽能舒。又有《局方》名四七汤，参桂夏草妙更殊人参、官桂、半夏各一钱，甘草五分，加姜煎。

人参补气，官桂平肝，姜、夏①祛痰，甘草和中，并不用利气之药。汤名四七者，以四味治七情也。

四磨汤，严氏，〔批〕七情气逆亦治七情侵，人参乌药及槟沉人参、乌药、槟榔、沉香等分。气逆，故以乌药、槟榔降而顺之。加参者，恐伤其气也。浓磨煎服调逆气，实者枳壳易人参。去参加入木香枳实，五磨饮子白酒斟白酒磨服，治暴怒猝死，名气厥。

代赭旋覆汤，仲景，〔批〕痞哽嗳气用人参，半夏甘姜大枣临。重以镇逆咸软痞，鞕音哽噫音嗳之气力能禁赭石一两，参二两，旋覆、甘草各三两，半夏半升，生姜五两，枣十二枚。

旋覆之咸以软坚，赭石之重以镇逆，姜、夏之辛以散虚痞，参、甘、大枣之甘以补胃弱。

---

① 夏：原作"下"，据《汤头歌诀》改。

绀珠正气天香散〔批〕顺气调经，**香附干姜苏叶陈**①。**乌药舒郁兼除痛，气行血活自经匀**香附八钱，乌药二钱，陈皮、苏叶各一钱，干姜五分，每服五六钱。

乌、陈入气分而理气，香、苏入血分而利气，干姜兼入气血。用辛温以顺气平肝，气行则血行，经自调而痛自止矣。

橘皮竹茹汤，〔批〕胃虚呃逆**治呕呃，参甘半夏陈皮麦。赤茯再加姜枣煎，方由《金匮》**此加辟《金匮》方。橘皮、竹茹各二升②，人参一两，甘草五两③，生姜半斤，枣三十枚，名橘皮竹茹汤，治哕逆，即呃逆也。后人加半夏、麦冬、赤茯苓、枇杷叶。

呃逆由胃火上冲，肝胆之火助之，肺金之气不得下降也。竹茹、麦冬、枇杷叶清肺和胃而降气，肺金清则肝木自平矣。二陈降痰逆，赤茯泻心火，生姜呕家圣药。久病虚羸，故以参、甘、大枣扶其胃气。

丁香柿蒂汤，严氏，〔批〕病后寒呃人参姜，呃逆因寒中气戕丁香、柿蒂各二钱，人参一钱，生姜五片。《济生》香蒂仅二味亦名丁香柿蒂汤，加姜煎。古方单用柿蒂，取其苦温降气。《济生》加丁香、生姜，取其开郁散痰。加参者，扶其胃气也，**或加竹橘用皆良**加竹茹、橘红，名丁香柿蒂竹茹汤，治同。

定喘汤，〔批〕喘哮白果与麻黄，款冬半夏白皮桑。苏杏黄芩兼甘草，肺寒膈热哮喘尝白果三十枚（炒黄），麻黄、半夏（姜制）、款冬各三钱，桑皮（蜜炙）、苏子各二钱，杏仁、黄芩各钱半，甘草一钱，加姜、枣煎。

麻黄、杏仁、桑皮、甘草散表寒而清肺气，款冬温润，白果收涩

---

① 陈：原作"沉"，据小字注文及《汤头歌诀》改。

② 升：《汤头歌诀》作"两"。

③ 两：《汤头歌诀》作"分"。

定喘而清肺金，黄芩清热，苏子降气，半夏燥痰，共成散寒疏壅
之功。

理血之剂十三首　附方七①

四物汤，《局方》，〔批〕养血通剂地芍与归芎，血家百病此
方通当归（酒洗）、生地各三钱，白芍二钱，川芎钱半。当归辛、苦、
甘、温，入心脾生血为君；生地甘、寒，入心肾滋血为臣；芍药酸、
寒，入肝脾敛阴为佐；川芎辛、温，通行血中之气为使。八珍汤合
入四君子参、术、苓、草，气血双疗功独崇四君补气，四物补血。
再加黄芪与肉桂加黄芪助阳固卫，加肉桂引火归元，十全大补汤补
方雄补方之首。十全除却芪地草除生地、黄芪、甘草，加粟米，百
粒煎之名胃风汤，张元素治风客肠胃、飧泄完谷及癥瘕牙闭。

人参养荣汤，〔批〕补气养血即十全汤，见前"四物"下，除
却川芎五味联。陈皮远志加姜枣，脾肺气血补方先即十全大补汤
除川芎，加五味、陈皮、远志。

薛立斋曰：气血两虚变生诸证，不问脉病，但服此汤，诸证
悉退。

归脾汤《济生》，〔批〕引血归脾用术参芪，归草茯神远志
随。酸枣木香龙眼肉，煎加姜枣益心脾。怔忡健忘俱可却，肠
风崩漏总能医人参、白术（土炒）、茯神、枣仁、龙眼肉各二钱，当
归（酒洗）、远志各一钱，黄芪（蜜炙）钱半，木香、甘草（炙）各
五②分。

血不归脾则妄行，参、芪、草、术之甘温以补脾，志、茯、枣、
龙之甘温酸苦以补心，当归养血，木香调气，气壮则自能摄血矣。

---

① 七：原作"六"，据《汤头歌诀》改。
② 五：《汤头歌诀》作"八"。

卷二　医方　五三

养心汤〔批〕补血宁心用草芪参，二茯芎归柏子寻。夏曲远志兼桂味，再加酸枣总宁心黄芪（蜜炙）、茯苓、茯神、川芎、当归（酒洗）、半夏曲各一两，甘草（炙）一钱，人参、柏子仁（去油）、肉桂、五味子、远志、枣仁（炒）各二钱半，每服五钱。

参、芪补心气，芎、归养心血，二茯、柏仁、远志泄心热而宁心神，五味、枣仁收心气之散越，半夏去扰心之痰涎，甘草补土以培心子①，官桂引药以达心经。

当归四逆汤，仲景，〔批〕益血复脉桂枝芍，细辛甘草木通着。再加大枣治阴厥②，脉细阳虚由血弱当归、细辛、芍药、桂枝各三两，甘草（炙）、木通各二两，枣廿五枚。成氏曰：通脉者，必先入心补血，当归之苦以助心血；心苦缓，急食酸以收之，芍药之酸以收心气。肝苦急，急食甘以缓之，甘草、大枣、木通以缓阴血。内有久寒加姜茱素有久寒者，加吴茱萸二升、生姜半斤，酒煎，名四逆加吴茱萸生姜汤，仲景，发表温中通脉络桂枝散表风，吴茱萸、生姜、细辛温经，当归、木通通经复脉。不用附子及干姜，助阳过剂阴反灼姜附四逆在于回阳，当归四逆在于益血复脉，故虽内有久寒，止加生姜、吴茱，不用干姜、附子，恐反灼其阴也。

桃仁承气汤，仲景，〔批〕膀胱蓄血五般奇，甘草硝黄并桂枝桃仁五十枚（去皮、尖，研），大黄四两，芒硝、桂枝、甘草各二两。硝、黄、甘草，调胃承气也；热甚搏血，故加桃仁润燥缓肝；表证未除，故加桂枝调经解表。热结膀胱小腹胀，如狂蓄血最相宜小腹胀而小便自利，知为血蓄下焦，蓄血发热故如狂。

犀角地黄汤，〔批〕胃热吐衄芍药丹生地两半，白芍一两，丹皮、犀角各二钱半，每服五钱，血升胃热火邪干。斑黄阳毒皆堪

---

① 子：原作"至"，据《汤头歌诀》改。
② 阴厥：原作"厥阴"，据《汤头歌诀》乙正。

治犀角大寒，解胃热而清心火；芍药酸、寒，和阴血而散肝火；丹皮苦、寒，泻血中之伏火；生地大寒，凉血而滋水，以共平诸经之僭逆也，或益柴芩总伐肝因怒致血者，加柴胡、黄芩。

咳血方丹溪，〔批〕咳嗽痰血中诃子收，栝蒌海石山栀投。青黛蜜丸口嚼化，咳嗽痰血服之瘳诃子（煨，取肉）、栝蒌仁（去油）、海石（去砂）、栀子（炒黑）、青黛（水飞）等分，蜜丸，嗽甚加杏仁。

青黛清肝泻火，栀子清肺凉心，栝蒌润燥滑痰，海石软坚止嗽，诃子敛肺定喘。不用血药者，火退而血①自止也。

东垣秦艽白术丸〔批〕治血便秘，归尾桃仁枳实攒。地榆泽泻皂角子，糊丸血痔便艰难大肠燥结故便难，秦艽、白术、归尾（酒洗）、桃仁（研）、地榆各一两，枳实（麸炒）、泽泻、皂角子（烧存性）各五钱，糊丸。归尾、桃仁以活血，秦艽、皂子以润燥，枳实泄胃热，泽泻泻湿邪，地榆以破血止血，白术以燥湿益气。仍有苍术防风剂，润血疏风燥湿安。

本方除白术、当归、地榆，加苍术、防风、大黄、黄柏、槟榔，名秦艽苍术汤；除枳实、皂角、地榆，加防风、升麻、柴胡、陈皮、炙草、黄柏、大黄、红花，名秦艽除风汤，治并同。

槐花散〔批〕肠风下血用治肠风，侧柏叶黑荆芥枳壳充。为末等分米饮下，宽肠凉血逐风功。

槐花、柏叶凉血，枳实宽肠，荆芥理血疏风。

小蓟饮子〔批〕血淋藕节蒲黄炒黑，木通滑石生地襄。归草当归、甘草黑栀子淡竹叶等分，煎服，血淋热结服之良。

小蓟、藕节散瘀血，生地凉血，蒲黄止血，木通泻心火达小肠，栀子散郁火出膀胱，竹叶清肺凉心，滑石泻热利窍，当归引血归经，

---

① 血：原作"火"，据《汤头歌诀》改。

甘草和中调气。

四生丸《济生》，〔批〕血水妄行用三般叶，侧柏艾荷生地协
侧柏叶、艾叶、荷叶、生地黄。等分生捣如涂①煎，血热妄行吐
衄惬。

侧柏叶、生地黄补阴凉血，荷叶散瘀血留好血，艾叶生者性温，
理气止血。

复元活血汤《发明》，〔批〕损伤积血柴胡，花粉当归山甲
俱。桃仁红花大黄草，损伤瘀血酒煎祛柴胡五钱，花粉、当归、
穿山甲（炮）、甘草、红花各二钱，桃仁五十枚（去皮尖，研），大黄
一两，每服一两，酒煎。

血积必干两胁，属肝胆经，故以柴胡引用为君，以当归活血脉，
以甘草缓其急，以大黄、桃仁、红花、山甲、花粉破血润血。

祛风之剂十二首　附方四

小续命汤《千金》，〔批〕风证通剂桂附芎，麻黄参芍杏防
风。黄芩防己兼甘草，六经风中此方通通治六经中风，喎斜不遂，
语言蹇涩及刚柔二痉，亦治厥阴风湿②。防风一钱二分，桂枝、麻黄、
人参、白芍（酒炒）、杏仁（炒、研）、川芎（酒洗）、黄芩（酒炒）、
防己、甘草（炙）各八分，附子四分，姜、枣煎。

麻黄、杏仁，麻黄汤也，治寒；桂枝、芍药，桂枝汤也，治风。
参、草补气，芎、芍养血，防风治风淫，防己治湿淫，附子治寒淫，
黄芩治热淫，故为治风套剂。刘宗厚曰：此方无分经络，不辨寒热虚
实，虽多，亦奚③以为？昂按：此方今人罕用，然古今风方，多从此

---

① 涂：即泥，泥巴。《广韵》："涂，泥也。"
② 湿：原作"泻"，据《汤头歌诀》改。
③ 奚：犹"何"，文言疑问代词。晋·陶渊明《归去来兮辞》："复奚
疑。"

方损益为治。

大秦艽汤《机要》，〔批〕搜风活血降火羌独防，芎芷辛芩二地黄。石膏归芍苓甘术，风邪散见可通尝治中风，风邪散见不拘一经者。秦艽、石膏各三两，羌活、独活、防风、川芎、白芷、黄芩（酒炒）、生地（酒洗）、熟地、当归（酒洗）、白芍（酒炒）、茯苓、甘草（炙）、白术（土炒）各一两，细辛五钱，每服一两。

刘宗厚曰：秦艽汤、愈风汤虽有补血之药，而行经散风之剂居其大半，将何以养血而益筋骨也？昂按：治风有三法，解表、攻里、行中道也。初中必挟外感，故用风药解表散寒，而用血药、气药调里活血降火也。

三生饮《局方》，〔批〕猝中痰厥用乌附星，三皆生用木香听生南星一两，生川乌、附子（去皮）各五钱，木香二钱。加参对半扶元气每服倍加人参一半①，猝中痰迷服此灵乌、附燥热行经逐寒，南星辛烈除痰散风，重用人参以扶元气，少佐木香以行逆气。《医贯》曰：此行经散痰之剂，斩关擒王之将，宜急用之。凡中风，口开为心绝，手撒为脾绝，眼合为肝绝，遗尿为肾绝，鼻鼾为肺绝。吐沫直视，发直头摇，面赤如妆，汗缀如珠者，皆不治。若服此汤，间有生者。星香散亦治猝中，体肥不渴邪在经中脏中腑者重，中经者稍轻。胆星八钱散痰，木香二钱行气，为末服。《易简》加姜煎服，名星香散。

地黄饮子河间，〔批〕痰厥风邪山茱斛，麦味②菖同远志茯。苁蓉桂附巴戟天，少入薄荷姜枣服熟地、山茱肉、石斛、麦冬、五味、石菖蒲、远志、茯苓、肉苁蓉、官桂、附子（炮）、巴戟天等分，每服五钱，加薄荷少许煎。暗厥风痱能治之口噤身冷为暗厥，

---

① 每服倍加人参一半：《汤头歌诀》作"每服一两，加参一两"。
② 味：原作"芽"，据小字注文及《汤头歌诀》改。

四肢不收为风痱，火归水中水生木。

熟地以滋根本之阴，桂、附、苁蓉、巴戟以返真元之火，山茱、石斛平胃温肝，志、苓、菖蒲补心通肾，麦、味保肺以滋水源，水火既交，风火自息矣。刘河间曰：中风，非外中之风，良由将息失宜，心火暴甚，肾水虚衰不能制之，故猝倒无知也。治宜和脏腑通经络，便是治风。《医贯》曰：痰涎上涌者，水不归元也；面赤烦渴者，火不归元也。惟桂、附能引火归元，火归水中则水能生木，木不生风而风自息矣。

独活汤丹溪，〔批〕瘛疭昏愦中羌独防，芎归辛桂参夏菖。茯神远志白微草，瘛疭音炽纵昏愦力能匡羌活、独活、防风、当归、川芎、细辛、桂心①、人参、半夏、菖蒲、茯神、远志、白微各五钱，甘草（炙）二钱半，每服一两，加姜、枣煎。

肝属风而主筋，故瘛疭为肝邪，二活、防风治风，辛、桂温经，半夏除痰，芎、归和血，血活则风散也；肝移热于心则昏愦，人参补心气，菖蒲开心窍，茯神、远志安心神，白微退热止风，风静火息，血活神宁，瘛疭自已矣。

顺风匀气散，〔批〕㖞僻偏枯术乌沉，白芷天麻苏叶参。木瓜甘草青皮合，㖞僻偏枯口舌暗口眼㖞斜、偏枯不遂，皆由宗气不能周于一身。白术二钱，乌药钱半，天麻、人参各五分，苏叶、白芷、木瓜、青皮、甘草（炙）、沉香（磨）各三分，加姜煎。

天麻、苏、芷以疏风气，乌药、青、沉以行滞气，参、术、炙草以补正气，气匀则风顺矣。木瓜伸筋，能于土中泻木。

黄柏苍术天南星〔批〕上中下痛风，桂枝横行防己下行及威灵仙，上下行。桃仁红花龙胆草下行，羌芷上行川芎上下行神曲停。痛风湿热与痰血，上中下通用之听黄柏（酒炒）、苍术（米

---

① 心：原作"花"，据《汤头歌诀》改。

泔浸）、南星（姜制）各二两，防己、桃仁（去皮尖）、胆草、白芷、川芎、神曲（炒）各一两，桂枝、威灵仙、红花、羌活各二钱半，曲糊丸，名上中下通用痛风方，丹溪。

黄柏清热，苍术燥湿，龙胆泻火，防己利水，四者治湿与热；桃仁、红花活血去瘀，川芎血中气药，南星散风燥痰，四者活血与痰；羌活去百节风，白芷去头面风，桂枝、威灵去臂胫风，四者所以治风；加神曲者，消中州陈积之气也。证不兼者，加减为治。

独活寄生汤，《千金》，〔批〕风寒湿痹艽防辛，芎归地芍桂苓均。杜仲牛膝人参草，冷风顽痹屈能伸独活、桑寄生、秦艽、防风、细辛、川芎（酒洗）、当归（酒洗）、白芍（酒炒）、熟地、桂心、茯苓、杜仲（姜汁炒、断丝）、牛膝、人参、甘草等分，每服四钱。若去寄生加芪续黄芪、续断，汤名三痹古方珍名三痹汤，治风、寒、湿三痹。

喻嘉言曰：此方用参、芪、四物一派补药，加艽、防胜风湿，桂心胜寒，细辛、独活通肾气，凡治三气袭虚成痹者，宜准诸此。

消风散〔批〕消风散热内羌防荆，芎朴参苓陈草并。僵蚕蝉蜕藿香入，为末茶调或酒行。头痛目昏项背急，顽麻瘾疹服之清人参、防风、茯苓、川芎、羌活、僵蚕（炒）、蝉蜕、藿香各二两，荆芥、厚朴（姜汁炒）、陈皮（去白）、甘草（炙）各五钱，每服三钱，茶调下，疮癣酒下。

羌、防、芎、荆治头目项背之风，僵蚕、蝉蜕散咽膈皮肤之风，藿香、厚朴去恶散满，参、苓、甘草辅正调中。

川芎茶调散《局方》，〔批〕头目风热荆防，辛芷薄荷甘草羌。目昏鼻塞风攻上，正偏头痛悉平康薄荷八①钱，川芎、荆芥各四钱，防风钱半，细辛一钱，羌活、白芷、甘草（炙）各二钱，为

---

① 八：《汤头歌诀》作"三"。

末，每服三钱，茶调下。羌活治太阳头痛，白芷治阳明头痛，川芎治少阳、厥阴头痛，细辛治少阴头痛，防风为风药卒徒，薄荷、荆芥散风热而清头目。以风热攻上，宜于升散，巅顶之上惟风药可到也。加甘草以缓中，加茶调以清降。**方内若加僵蚕菊，菊花茶调**散用亦**臧**①菊花清头目，僵蚕去风痰。

青空膏，东垣，〔批〕**风湿热头风芎草柴芩连，羌防升之入顶巅。为末茶调如膏服，正偏头痛一时蠲**川芎五钱，甘草（炙）两半，柴胡七钱，黄芩（酒炒）、黄连（酒炒）、羌活、防风各一两，每服三钱。

风寒湿热上攻头脑则痛，头两旁属少阳，偏头痛属少阳相火。芩、连苦寒，以羌、防、芎、柴升之，则能去湿热于高巅之上矣。

人参荆芥散《妇宝》，〔批〕**妇人血风劳熟地，防风柴枳芎归比。酸枣鳖羚桂术甘，血风劳作风虚治**血脉空疏，乃感风邪，寒热盗汗，久渐成劳。人参、荆芥、熟地、柴胡、枳壳、枣仁（炒）、鳖甲（童便炙）、羚羊角、白术各五分，防风、甘草（炙）、当归、川芎、桂心各三分，加姜煎。

荆、防、柴、羚以疏风平木，地黄、鳖甲以退热滋阴，芎、归、桂、枳以止痛调经，参、术、炙草、枣仁以敛汗补虚，除烦进食。

祛寒之剂十二首　附方二

理中汤仲景，〔批〕**寒客中主理中乡**仲景曰：理中者，理中焦也，**甘草人参术黑姜**白术（土炒）二两，人参、干姜（炮）、甘草（炙）各一两。治太阴厥逆，自利不渴，脉沉无力。人参补气益脾为君，白术健脾燥湿为臣，甘草和中补土为佐，干姜温胃散寒为使。**呕利腹痛阴寒盛，或加附子总扶阳**名附子理中汤。

---

① 臧（zāng 赃）：善，好。《说文》："臧，善也。"

真武汤仲景，〔批〕补肾阴益火**壮肾中阳**，茯苓术芍附生姜附子一枚（炮），白术二两（炒），茯苓、白芍（炒）、生姜各三两。**少阴腹痛有水气，悸眩𥆧惕保安康**中有水气，故心悸头眩；汗多亡阳，故肉𥆧筋惕。𥆧，音纯，动貌。

苓、术补土利水以疗悸眩，姜、附回阳益火以逐虚寒，芍药敛阴和营以止腹痛。真武，北方水神。肾中火足，水乃归元。此方补肾之阳，壮火而利水，故名。

四逆汤仲景，〔批〕阴证厥逆**中姜附草，三阴厥逆太阳沉**附子一枚（生用），干姜一两，甘草（炙）二两，冷服。专治三阴厥逆，太阳初证脉①沉亦用之。**或益姜参葱芍桔，通阳复脉力能任**音仁。

面赤，格阳于上也，加葱白通阳；腹痛，加芍药和阴；咽痛，加桔梗利咽；利止脉不出，加人参补气复脉；呕吐，加生姜以散逆气。

白通加人尿猪胆汁汤，仲景，〔批〕阴盛格阳。尿，音鸟，去声，小便也。俗读平声，非，**干姜附子兼葱白**附子一枚（炮），干姜一两，葱白四茎，此白通汤也。葱白以通阳气，姜、附子以散阴寒，加人尿五合，猪胆汁一合。**热因寒用妙义深，阴盛格阳厥无脉**阴寒内甚，格阳于外，故厥逆无脉。纯与热药，则寒气格拒，不得入，故于热剂中加尿汁寒药以为引用，使得入阴而回阳。

吴茱萸汤仲景，〔批〕吐利寒厥**人参枣，重用生姜温胃好。阳明寒呕**太阳热呕忌用**少阴下利，厥阴头痛皆能保**吴茱萸一升（炮），人参三两，生姜六两，枣十二枚。

姜、茱、参、枣补土散寒，茱萸辛热能入厥阴，治肝气上逆而致呕利腹痛。

---

① 脉：原作"服"，据蜚英书局本改。

益元汤，《活人》，〔批〕戴阳烦躁①艾附与干姜，麦味知连参草将附子（炮）、艾叶、干姜、麦冬、五味、知母、黄连、人参、甘草。艾叶辛、热，能回阳。姜枣葱煎入童便冷服，内寒外热名戴阳证，此阴盛格阳之证，面赤身热，不烦而躁，但饮水不入口，为外热内寒。

此汤姜、附加知、连，与白通加人尿、猪胆汁同意，乃热因寒药为引用也。按：内热曰烦，为有根之火；外热曰躁，为无根之火。故但躁不烦及先躁后烦者，皆不治。

回阳急救汤，节庵曰：即四逆汤，〔批〕三阴寒厥用六君，桂附干姜五味群附子（炮）、干姜、肉桂、人参各五分，白术、茯苓各一钱，半夏、陈皮各七分，甘草三分，五味九粒，姜煎。加麝三粒②或猪胆汁，三阴寒厥见奇勋。

姜、桂、附子祛其阴寒，六君温补助其阳③气，五味、人参以生其脉，加麝香者以通其窍，加胆汁者热因寒用也。

四神丸，〔批〕肾虚脾泻故纸吴茱萸，肉蔻五味四般须。大枣百枚姜八两破故纸四两（酒浸、炒），吴茱萸一两（盐水炒），肉豆蔻三两（面裹煨），五味子三两（炒），枣、生姜同煎，枣烂去姜，捣枣肉为丸，临卧盐汤下。若早服，不能敌一夜之阴寒也，五更肾泻火衰扶由肾、命火衰，不能生脾土，故五更将交阳分，阳虚不能键闭而泄泻，不可专责脾胃也。

故纸辛温能补相火，以通君火，火盛乃能生土；肉蔻暖胃固肠；吴茱燥脾去湿；五味补肾涩精；生姜温中；大枣补土，亦以防水也。

---

① 躁：原作"燥"，"燥"在表示"焦躁、烦躁"之义时今通作"躁"，因改。下文有数处"燥"用作"躁"字例，统一径改，不再出注。

② 加麝三粒：原无，据《汤头歌诀》补。

③ 阳：原作"阴"，据《汤头歌诀》改。

厚朴温中汤，〔批〕虚寒胀满陈草苓，干姜草蔻木香停。煎服加姜治腹痛，虚寒胀满用皆灵厚朴、陈皮各一钱，甘草、茯苓、草豆蔻、木香各五分，干姜三分，加姜煎。

干姜、草蔻辛热以散其寒，陈皮、木香辛温以调其气，厚朴辛温以散满，茯苓甘淡以利湿，甘草甘平以和中。寒散气行，痛胀自已矣。

寒疝痛用导气汤〔批〕寒疝，川楝茴香与木香。吴茱煎以长流水，散寒通气利小肠疝，亦名小肠气。川楝四钱，木香三①钱，茴香二钱，吴茱一钱，汤泡同煎。

川楝苦寒，入肝舒筋，能导小肠、膀胱之热从小水下行，为治疝君药；茴香暖胃散寒；吴茱温肝燥湿；木香行三焦通气。

疝气方丹溪，〔批〕寒湿疝气用荔枝核，栀子山楂枳壳益荔枝双结，状类睾丸，能入肝肾，辟寒散滞；栀子泻火利水；枳壳行气破癥；山楂散瘀磨积。睾，音皋，肾子也。再入吴茱暖厥阴疝②乃厥阴肝邪，非肾病，以肝脉络阴器③也，长流水煎疝痛释等分，或为末，空心服。

橘核丸《济生》，〔批〕癞疝中川楝桂，朴实延胡藻带昆。桃仁二木酒糊合，癞疝痛顽盐酒吞橘核、川楝子、海藻、海带、昆布、桃仁各二两，桂心、厚朴、枳实、延胡索、木通、木香各五钱，酒糊为丸，盐汤或酒下。

橘核、木香能入厥阴气分而行气，桃仁、延胡能入厥阴血分而活血，川楝、木通能导小肠、膀胱之湿，官桂能祛肝肾之寒，厚朴、枳实行结水而破积血，昆布、藻、带寒行水而咸又能软坚。

---

① 三：《汤头歌诀》作"五"。
② 疝：原作"病"，据正文及《汤头歌诀》改。
③ 器：原作"气"，据《汤头歌诀》改。

祛暑之剂五首 附方十①

三物香薷饮，《局方》，〔批〕散暑和脾豆朴先香薷辛温香散，能入脾肺，发越阳气以散蒸热；厚朴除湿散满；扁豆清暑和脾，若云热盛加黄连名黄连香薷饮（《活人》），治中暑热盛，口渴心烦。或加苓草茯苓、甘草名五物香薷饮，利湿祛暑木瓜宜加木瓜名六味香薷饮，木瓜、茯苓治湿盛。再加参芪与陈术，兼治内伤十味全六味加参、芪、陈皮、白术，名十味香薷饮。二香散合入香苏饮五味香薷饮合香苏饮。香附、紫苏、陈皮、苍术，名二香散，治外感内伤，身寒腹胀，仍有藿薷汤香葛汤传三物香薷饮合藿香正气散，名藿薷汤，治伏暑吐泻；三物香薷饮加葛根，名香葛汤，治暑月伤寒。

清暑益气汤，东垣，〔批〕补肺生津燥湿清热参草芪，当归麦味青陈皮。曲柏葛根苍白术②，升麻泽泻枣姜随人参、黄芪、甘草（炙）、当归（酒洗）、麦冬、五味、青皮（麸炒）、陈皮（留白）、神曲（炒）、黄柏（酒炒）、葛根、苍术、白术（土炒）、升麻、泽泻，和姜、枣煎。

热伤气，参、芪补气敛汗；湿伤脾，二术燥湿强脾；火旺则金病而水衰，故用麦、味保肺生津；黄柏泻火滋水；青皮理气而破滞；当归养血而和阴；曲、草和中而消食；升、葛以升清；泽泻以降浊也。

缩脾饮〔批〕温脾消暑用清暑气，砂仁草果乌梅暨。甘草葛根扁豆加，吐泻烦渴温脾胃砂仁、草果（煨）、乌梅、甘草（炙）各四两，扁豆（炒、研）、葛根各二两。暑必兼湿，而湿属脾土，故用砂仁、草果利气温脾，扁豆解暑渗湿，葛根升阳生津，甘草补土

---

① 十：原作"十二"，据《汤头歌诀》改。
② 术：原作"末"，据蜚英书局本改。

和①中，乌梅清热止渴。**古人治暑多用温**如香薷饮、大顺散之类，**暑为阴证此所谓**洁古曰：中热为阳证，为有余；中暑为阴证，为不足。经曰：脉虚身热，得之伤暑。**大顺散杏仁姜桂甘，散寒燥湿斯为贵**先将甘草、白砂炒，次入干姜、杏仁（炒），合肉桂为末，每服二②钱。

吴鹤皋曰：此非治暑，乃治暑月饮冷受伤之脾胃耳。

生脉散，〔批〕保肺复脉**麦味与人参，保肺清心治暑淫。气少汗多兼口渴，病危脉绝急煎斟**人参五分，麦冬八分，五味子九粒。

人参大补肺气，麦冬甘寒润肺，五味酸收敛肺，并能泻火生津。盖心主脉，肺朝百脉，补肺清心，则气充而脉复。将死脉绝者服之，能令复生。夏月火旺燥金，尤宜服之。

六一散，〔批〕清暑利湿**滑石同甘草，解肌行水兼清燥。统治表里及三焦，热渴暑烦泻痢保**滑石六两，甘草一两，灯心汤下，亦有用姜汤下者。滑石气轻解肌，质重泻火，滑能入窍，淡能行水，故能通治上下表里之湿热；甘草泻火和中，又以缓滑石之寒滑也。**益元散碧玉散与鸡苏散，砂黛薄荷加之好**前方加辰砂，名益元散，取其清心；加青黛，名碧玉散，取其凉肝；加薄荷，名鸡苏散，取其散肺也。

利湿之剂十三首　附方八

五苓散仲景，〔批〕行水总剂**治太阳腑**太阳经热传入膀胱腑者用之，**白术泽泻猪茯苓。膀胱化气添官桂，利便消暑烦渴清**猪苓、茯苓、白术（炒）各十八铢，泽泻一两六铢，桂半两，每服三

---

① 和：原作"升"，据《汤头歌诀》改。
② 二：《汤头歌诀》作"一"。

钱。二苓甘淡利水，泽泻甘咸泻水，能入肺肾而通膀胱，导水以泄火邪；加白术者，补土所以制水；加官桂者，气化乃能出也①。经曰：膀胱者，州都之官，津液藏焉，气化则能出矣。**除桂名为四苓散，无寒但渴服之灵**湿胜则气不得施化，故渴，利其湿则渴自止矣。**猪苓汤仲景除桂与术，加入阿胶滑石停**猪苓、茯苓、泽泻、阿胶、滑石各一两。滑石泻火解肌，最能行水。吴鹤皋曰：以诸药过燥，故加阿胶以存津液。**此为利湿兼泻热，疸黄小便闭渴呕宁**五苓治湿胜，猪苓兼热胜。

　　小半夏加茯苓汤仲景，〔批〕行水消痞，行水散痞有生姜半夏一升，茯苓三两，生姜半斤。除茯苓，名小半夏汤。**加桂除夏治悸厥，茯苓甘草汤名彰**加桂枝、甘草，除半夏，名茯苓甘草汤。

　　仲景治伤寒水气乘心，厥而心下悸者，先治其水，后治其厥。火因水而下行，则眩悸止而痞满消矣。

　　肾着汤《金匮》，〔批〕湿伤腰肾内用干姜，茯苓甘草白术襄。伤湿身痛与腰冷，亦名甘姜苓术汤干姜（炮）、茯苓各四两，甘草（炙）、白术（炒）各二两。数药行水补土，此湿邪在经而未入腑脏者。**黄芪防己汤，《金匮》除姜茯，术甘姜枣共煎尝。此治风水与诸湿，身重汗出服之良**黄芪、防己各一两，白术七钱半，甘草（炙）五钱，加姜、枣煎。

　　防己大辛苦寒，通行十二经，开窍行水；黄芪生用达表；白术燥湿强脾，并能止汗；加甘草者，益土所以制水，又以缓防己之峻急也。

　　舟车丸，河间，〔批〕燥实阳水牵牛及大黄，遂戟芫花又木香。青皮橘皮加轻粉，燥实阳水却相当口渴、面赤、气粗、便秘而肿胀者，为阳水。黑牵牛四两（炒），大黄二两（酒浸），甘遂

————————————————————————

①　乃能出也：原无，据《汤头歌诀·五苓散》补。

（面裹煨）、芫花（醋炒）、大戟（面裹煨）、青皮（炒）、橘红①各一两，木香五钱，轻粉一钱，水丸。

牵牛、大黄、遂、戟、芫花，行水厉药；木香、青、陈以行气；少加轻粉以透经络，然非实证不可轻投。

疏凿饮，〔批〕阳水槟榔及商陆，苓皮大腹同椒目。赤豆艽羌泻木通，煎益姜皮阳水服槟榔、商陆、茯苓皮、大腹皮、椒目、赤小豆、秦艽、羌活、泽泻、木通等分，加姜皮、枣煎。

艽、羌散湿上升，通、泻泄湿下降，苓、腹、姜皮行水于皮肤，椒、豆、商、槟攻水于腹里，亦上下表里分消之意。

实脾饮，严氏，〔批〕虚寒阴水苓术与木瓜，甘草木香大腹加。草蔻附姜兼厚朴，虚寒阴水效堪夸便利不渴而肿胀者，为阴水。茯苓、白术（土炒）、木瓜、甘草、木香、大腹皮、草豆蔻（煨）、附子（炮）、黑姜、厚朴（炒），加姜、枣煎。

脾虚，补以苓、术、甘草；脾寒，温以蔻、附、黑姜；脾湿，利以茯苓、大腹；脾滞，导以厚朴、木香。又土之不足，由于木之有余，木瓜、木香皆能平肝泻木，使木不克土而脾和，则土能制水而脾实矣。经曰：湿胜则泥实，土正所以制水也。

五皮饮《澹寮》，〔批〕脾虚肤肿用五般皮，陈茯姜桑大腹寄陈皮、茯苓皮、姜皮、桑白皮、大腹皮。或用五加皮易桑白，脾虚肤胀此方司。

脾不能为胃行其津液，故水肿，半身以上宜汗，半身以下宜利小便。此方于泻水之中仍寓调补之意，皆用皮者，水溢皮肤，以皮行皮也。

羌活胜湿汤，《局方》，〔批〕湿气在表羌独芎，甘蔓藁本与防风。湿气在表头腰重痛，发汗升阳有异功。风能胜湿升能降

---

① 红：原作"黄"，据《汤头歌诀》改。

气升则水自降，不与行水渗湿同湿气在表宜汗，又风能胜湿，故用风药上升使湿从汗散。羌活、独活各一钱，川芎、甘草（炙）、藁本、防风各五分，蔓荆子三分。如有寒湿，加附子三分①。若除独活②芎蔓草，除湿汤升麻苍术充除独活、川芎、蔓荆、甘草，加升麻、苍术，名羌活除湿汤，治风湿身痛。

大橘皮汤〔批〕水肿泻泄治湿热，五苓六一二方缀。陈皮木香槟榔增，能消水肿及泄泻用五苓散：赤茯苓一钱，猪苓、泽泻、白术、桂各五分；用六一散：滑石六钱，甘草一钱。加陈皮钱半，木香、槟榔各三分，每服五钱，加姜煎。

小水并入大肠，致小肠不利而大便泄泻。二散皆行水泄热之药，加槟榔峻下，陈皮、木香理气，以利小便而实大便也。水肿亦湿热为病，故皆治之。

茵陈蒿汤仲景，〔批〕黄疸治疸黄，阴阳寒热细推详。阳黄大黄栀子入瘀热在里、口渴便闭、身如橘色、脉沉实者，为阳黄。茵陈六两，大黄二两（酒浸），栀子十四枚。茵陈发汗利水，能泄太阴、阳明之湿热；栀子导湿热出小便；大黄导湿热出大便，阴黄附子与干姜以茵陈为主，如寒湿、阴黄、色暗、便溏者，除栀子、大黄，加干姜、附子以燥湿散寒。亦有不用茵陈者，仲景柏皮栀子汤黄柏二两，栀子十五枚，甘草一两。

按：阳黄，胃有瘀热者宜下之，如发热者，则势外出而不内入，不必汗下，惟用栀子、黄柏清热利湿以和解之。若小便利、色白无热者，仲景作虚劳治，用小建中汤。

八正散，《局方》，〔批〕淋痛尿血木通与车前，扁蓄大黄滑石研。甘草梢瞿麦兼栀子，煎加灯草痛淋蠲一方有木香，治湿热

---

① 三分：《汤头歌诀》作"防己"。
② 活：原作"治"，据蜚英书局本改。

下注，口渴咽干，淋痛尿血，小腹急满。

木通、灯草、瞿麦降心火入小肠，车前清肝火入膀胱，栀子泻三焦郁火，大黄、滑石泻火利水之捷药，扁蓄利便涌淋，草梢入茎止痛。虽治下焦，而不专于治下，必三焦通利，水乃下行也。

草薢分清饮，〔批〕肾淋白浊石菖蒲，甘草梢乌药益智俱甘草梢减半，余药等分。或益茯苓盐煎服加盐少许，通心固肾浊精驱遗精、白浊。草薢能泄厥阴、阳明湿热，去浊分清；乌药疏逆气而止便数；益智固脾、肾①而开郁结；石菖蒲开九窍而通心；甘草梢达肾茎而止痛。使湿热去而心肾通，则气化行而淋浊止矣。此以疏泄为禁止者也。缩泉丸益智同乌药等分，山药为糊丸便数需盐汤下，治便数遗尿。

当归拈痛汤，东垣，〔批〕湿热疮疡羌防升，猪②泽茵陈芩③葛朋。二术苦参知母草，疮疡湿热服皆应当归（酒洗）、羌活、防风、升麻、猪苓、泽泻、茵陈、黄芩（酒炒）、葛根、苍术、白术（土炒）、苦参、知母（并酒炒）、甘草（炙）。

羌活通关节，防风散留湿，苦参、黄芩、茵陈、知母以泄湿热，当归以和气血，升、葛助阳而升清，苓、泻泻湿而降浊，参、甘、二术补正固中，使苦寒不伤胃，疏泄不损气也。刘宗厚曰：此方东垣本治湿热脚气，后人用治诸疮，甚验。

润燥之剂十三首　附方二

炙甘草汤仲景，〔批〕虚劳肺痿参姜桂，麦冬生地大麻仁。大枣阿胶加酒服，虚劳肺痿效如神甘草（炙）、人参、生姜、桂枝

---

① 肾：《汤头歌诀》作"胃"。

② 猪：此字下原衍"苓"字，据小字注文及《汤头歌诀》删。

③ 芩：原无，据小字注文及《汤头歌诀》补。

各三两，阿胶、蛤粉（炒）二两，生地一斤，麦冬、麻仁（研）各半斤，枣十二枚，水、酒各半煎。仲景治伤寒脉结代、心动悸及肺痿唾多，《千金翼》用治虚劳，《宝鉴》用治呃逆，《外台》用治肺痿。

参、草、麦冬益气复脉，阿胶、生地补血养阴，枣、麻润滑以缓脾胃，姜、桂辛温以散余邪。

滋燥养荣汤，〔批〕血虚风燥两地黄，芩甘归芍及芜防。爪枯①肤燥兼风秘，火烁金伤血液亡当归（酒洗）二钱，生地、熟地、白芍（炒）、黄芩（酒炒）、秦艽各一钱，防风、甘草各五分。

活血润燥生津饮丹溪，〔批〕内燥血枯，二冬熟地兼栝蒌。桃仁红花及归芍，利秘通幽善泽枯熟地、当归、白芍各一钱，天冬、麦冬、栝蒌各八分，桃仁（研）、红花各五分。

韭汁牛乳饮，丹溪，〔批〕反胃噎膈反胃滋，养荣散瘀润肠奇。五汁安中饮，张任候姜梨②藕，三般加入用随宜牛乳半斤，韭汁少许，滚汤顿服，名韭汁牛乳饮。牛乳六分，韭汁、姜汁、藕汁、梨汁各五③分和服，名五汁安中饮，并治噎膈。

反胃噎膈，由火盛血枯，或有瘀血寒痰阻滞胃口，故食入反出也。牛乳润燥养血，韭汁、藕汁消瘀益胃，姜汁温胃散痰，梨汁消瘀降火。审证用之，或加陈酒亦佳，以酒乃米汁也。

润肠丸东垣，〔批〕风秘血秘用归尾羌，桃仁麻仁及大黄归尾、羌活、大黄各五钱，桃仁、大麻仁各一两，蜜丸。归尾、桃仁润燥活血，羌活散火搜风，大黄破结通幽，麻仁滑肠利窍。或加芜防皂角子风湿加秦艽、防风、皂角子（烧存性、研）。皂子得湿则滑，

---

① 爪枯：原作"瓜蒌"，据《汤头歌诀》改。

② 梨：原作"黎"，据小字注文及《汤头歌诀》改。

③ 五：《汤头歌诀》作"一"。

善通便秘；芄、防治风，**风秘血**①秘善润②肠风燥、血燥致大便秘。

通幽汤东垣，〔批〕噎塞便闭**中二地俱，桃仁红花归草濡。**
升麻升清以降浊清阳不升则浊阴不降，故大便不通。生地、熟地各
五分，桃仁（研）、红花、当归身、甘草（炙）、升麻各一钱，噎
塞③便闭此方需。**有加麻仁大黄者，当归润肠汤名殊**上药皆润燥
通肠。

搜风顺气丸，〔批〕**风秘肠风大黄蒸，郁李麻仁山药增。防**
独车前及槟枳，菟丝牛膝山茱仍。中风风秘及气秘，肠风下血
总堪凭大黄（九蒸九晒）五两，大麻仁、郁李仁（去皮）、山药（酒
蒸）、车前子、牛膝（酒蒸）、山茱萸各三两，菟丝子（酒浸）、防
风、独活、槟榔、枳壳（麸炒）各一两，蜜丸。

防、独④润肾搜风；槟、枳顺气破滞；大黄经蒸晒则性稍和缓，
同二仁滑利、润燥、通幽；牛膝、车前下行利水；加山药、山茱、菟
丝固本益阳，不使过于攻散也。

消渴方丹溪，〔批〕胃热消渴**中花粉连，藕汁生地汁牛乳研**
粉、连研末，诸汁调服。**或加姜汁蜜为膏服，泻火生津益血痊。**

黄连泻心火，生地滋肾水，藕汁益胃，花粉生津，牛乳润燥
益血。

白茯苓丸〔批〕肾消治肾消，花粉黄连萆薢调。二参熟地
覆盆子，石斛蛇床腌胚音皮鸥，鸡肫皮也要茯苓、花粉、黄连、萆
薢、人参、玄参、熟地黄、覆盆子各一两，石斛、蛇床子各七钱半，
鸡肫皮三十具（微炒），蜜丸，磁石汤下。

---

① 血：原作"便"，据小字注文及《汤头歌诀》改。
② 润：原无，据蜚英书局本补。又《汤头歌诀》作"通"。
③ 塞：原作"寒"，据《汤头歌诀》改。
④ 独：原作"风"，据《汤头歌诀》改。

黄连降心火，石斛平胃热，熟地、玄参生肾水，覆盆、蛇床固肾精，人参补气，花粉生津，茯苓交心肾，萆薢利湿热，脆胫利膈消。磁石色黑属水，假之入肾也。

猪肾荠苨汤，《千金》，〔批〕解毒治肾消参茯神，知芩葛草石膏因。磁石天花同黑豆，强中消渴此方珍下消之证，茎长兴盛，不交精出，名强中。缘服邪术热药而毒盛也。猪肾一具，大豆一升，荠苨、人参、石膏各三两，磁石（绵裹）、茯神、知母、黄芩、葛根、甘草、花粉各二两。先煮豆、肾，去滓，下药，分三服。

知、芩、石膏以泻邪火，人参、甘草以固正气，葛根、花粉以生津，荠苨、黑豆最能解毒，磁石、猪肾引之入肾也。

地黄饮子《易简》，〔批〕消渴烦燥参芪草，二地二冬枇斛参。泽泻枳实疏二腑，燥烦消①渴血枯含人参、黄芪、甘草（炙）、天冬、麦冬、生地、枇杷叶（蜜炙）、石斛、泽泻、枳实（麸炒），每服三②钱。

参、芪、甘草以补其气，气能生水；二地、二冬以润其燥，润能益血；石斛平胃；枇杷叶下气；泽泻泻膀胱之火；枳实宣大肠之滞。使二腑清，则心、肺二脏之气得以下降，而渴自止。

酥蜜膏酒《千金》，〔批〕气乏声嘶用饴糖，二汁百部及生姜。杏枣补脾兼润肺，声嘶气惫酒温③尝酥蜜、饴糖、枣肉、杏仁（细研）、百部汁、生姜汁共煎一炊久，如膏，温酒细细咽服之。

清燥汤，东垣，〔批〕燥金受湿热之邪二术与黄芪，参苓连柏草陈皮。猪泽升柴④五味曲，麦冬归地痿方推治肺金受湿热之邪，痿躄喘促，口干便赤。黄芪钱半，苍术（炒）一钱，白术（炒）、陈

---

① 消：原作"渴"，据《汤头歌诀》改。
② 三：《汤头歌诀》作"二"。
③ 温：原作"湿"，据小字注文及《汤头歌诀》改。
④ 柴：原作"麻"，据小字注文及《汤头歌诀》改。

皮、泽泻各五分，人参、茯苓、升麻各三分，当归（酒洗）、生地、麦冬、甘草（炙）、神曲（炒）、黄柏（酒炒）、猪苓各二分，柴胡、黄连（炒）各一分，五味九粒，煎。

肺为辛金，主气；大肠为庚金，主津。燥金受湿热之邪，则寒水生化之源绝，而痿躄喘渴诸证作矣。参、芪、苓、术、陈、草补土以生金，麦、味保肺而生水，连、柏、归、地泻火滋阴，猪、泽、升、柴升清降浊，则燥金肃清，水出高原，而诸证平矣。此方不尽润药，因有清燥二字，故附记于此。然东垣所云清燥者，盖指肺与大肠为燥金也。

泻火之剂二十七首　附方九

黄连解毒汤毒，即火热也。〔批〕三焦实热四味，黄柏黄芩栀子备等分。躁狂大热呕不眠，吐血衄鼻血，音女六切斑黄均可使。若云三黄石膏汤，再加麻黄及淡豉见《表里门》。此为伤寒温①毒盛，三焦表里相兼治。栀子金花丸加大黄黄芩、黄柏、黄连、栀子、大黄，水丸，润肠泻热真堪倚。

附子泻心汤，仲景，〔批〕伤寒痞满用三黄，寒加热药以维阳芩、连各一两，大黄二两，附子一枚（炮）。恐三黄重损其阳，故加附子。痞乃热邪寒药治伤寒痞满，从外之内，满在胸而不在胃，多属热邪，故宜苦泻。若杂病之痞，从内之外，又宜辛散，恶寒加附始相当经曰：心下痞，按之软，关脉浮者，大黄黄连泻心汤。心下痞而复恶寒汗出者，附子泻心肠。大黄附子汤同意，温药下之妙异常大黄、细辛各二两，附子一枚（炮）。

《金匮》：阳中有阴，宜以温药下其寒。后人罕识其旨。

半夏泻心汤，仲景，〔批〕误下虚痞黄连芩，干姜甘草与人

———

① 温：原作"湿"，据《汤头歌诀》改。

参。大枣和之治虚痞，法在降阳而和阴半夏半斤，黄连一两，干姜、黄芩、甘草（炙）、人参各三两，大枣十二枚。治伤寒下之早，胸满而不痛者，为痞。身寒而呕，饮食不下，非柴胡证，凡用泻心者，多属误下，非传经热邪。

否而不泰为痞，泻心者，必以苦，故用芩、连；散痞者，必以辛，故用姜、夏；欲交阴阳、通上下者，必和其中，故用参、甘、大枣。

白虎汤仲景，〔批〕肺胃实热用石膏煨，知母甘草粳米陪石膏一斤，知母六两，甘草二两，粳米六合。亦有加入人参者名人参白虎汤，躁烦热渴舌生苔。

白虎，西方金神。此方清肺金而泻胃火，故名。然必实热方可用之，或有血虚身热、脾虚发热及阴盛格阳，类白虎汤证，误投之，不可救也。按：白虎证脉洪大有力，类白虎证脉大而虚，以此为辨。又当观小便，赤者为内热，白者为内寒也。

竹叶石膏汤仲景，〔批〕脾胃虚热人参，麦冬半夏与同林。甘草生姜兼粳米，暑烦热渴脉虚寻竹叶二把，石膏一斤，人参三两，甘草（炙）三两，麦冬一升，半夏、粳米各半升，加姜煎。治伤寒解后呕、渴、少气。

竹叶、石膏之辛寒以散余热，参、甘、粳、麦之甘平以补虚生津，姜、夏之辛温以豁痰止呕。

升阳散火汤，东垣，〔批〕火郁葛升柴，羌独防风参芍侪①。生炙二草加姜枣，阳经火郁发之佳柴胡八钱，葛根、升麻、羌活、独活、人参、白芍各五钱，防风二钱半，炙甘草三钱，生甘草二钱，每服五钱，加姜、枣煎。

火发多在肝胆之经，以木盛能生火，而二经俱挟相火，故以柴胡

---

① 侪（chái 柴）：同类。《说文》："侪，等辈也。"

散肝为君；羌、防以发太阳之火，升、葛以发阳明之火，独活以发少阴之火；加参、甘者，补土以泄火；加白芍者，泻肝而益脾，且令散中有补，发中有收也。

凉膈散，《局方》，〔批〕膈上实热硝黄栀子翘，黄芩甘草薄荷饶。竹叶蜜煎疗膈上叶生竹上，故治上焦，中焦燥实服之消连翘四两，大黄（酒浸）、芒硝、甘草各二两，栀子（炒黑）、黄芩（酒炒）、薄荷各一两，为末，每服三钱，加竹叶、生蜜煎。

连翘、薄荷、竹叶以升散于上，栀、芩、硝、黄以推泻于下，使上升下行而膈自清矣。加甘草、生蜜者，病在膈，甘以缓之也。潘思敬曰：仲景调胃承气汤，后人加味一变而为凉膈散，再变而为防风通圣散。

清心莲子饮，《局方》，〔批〕心火淋渴石莲参，地骨柴胡赤茯苓。芪草麦冬车前子，躁烦消渴及崩淋石莲、人参、赤茯苓、柴胡、黄芪各三钱，黄芩（酒炒）、地骨皮、麦冬、车前子、甘草（炙）各二钱。

参、芪、甘草补虚泻火，柴胡、地骨退热平肝，黄芩、麦冬清热上焦，赤茯、车前利湿下部，中以石莲交其心肾也。

甘露饮，《局方》，〔批〕胃中湿热两地生、熟与茵陈，芩枳枇杷黄芩、枳壳、枇杷叶石斛伦。甘草二冬天、麦平胃热等分煎。二地、二冬、甘草、石斛平脾胃之虚热，清而兼补；黄芩、茵陈折热而去湿；枳壳、枇杷抑气①而降火，桂苓犀角可加均加茯苓、肉桂，名桂苓甘露饮。《本事方》加犀角通治胃中湿热、口疮、吐衄。

清胃散东垣，〔批〕胃火牙痛用升麻黄连，当归生地牡丹全。或益石膏平胃热，口疮吐衄口血、鼻血及牙宣齿龈出血。

黄连泻心火亦泻脾火，丹皮、生地平血热，当归引血归经，石膏

---

① 气：原作"色"，据《汤头歌诀》改。

泻阳明之火，升麻升阳明之清。昂按：古人治血，多用升麻，然上升之药终不可轻施。

泻黄散，〔批〕胃热口疮甘草与防风，石膏栀子藿香充。蜜酒调和君速服，胃火口疮并见功防风四两，甘草二两，黑栀子一两，藿香七钱，石膏五钱。

栀子、石膏泻肺胃之火；藿香辟恶调中；甘草补脾泻热；重用防风者，能发脾中伏火，又能于土中泻木也。

钱乙泻黄散，〔批〕脾胃郁火升防芷，芩夏石斛同甘枳。亦治胃热及口疮，火郁发之斯为美升麻、防风、白芷各钱半，黄芩、枳壳、半夏、石斛各一钱，甘草七分。

升、防、白芷以散胃火，芩、夏、枳壳以清热开郁，石斛、甘草以平胃调中。

泻白散，钱乙，〔批〕肺火桑皮地骨皮，甘草粳米四般宜桑白皮、地骨皮各一钱，甘草五分，粳米百粒。桑皮泻肺火，地骨退虚热，甘草补土生金，粳米和中清肺。李时珍曰：此泻肺诸方之准绳也。参苓知芩皆可入人参、茯苓、知母、黄芩听加，名加减泻白散，肺火喘嗽此方施。

泻青丸钱乙，〔批〕肝火用龙胆栀，下行泻火大黄资。羌防升上芎归润，火郁肝经用此宜龙胆草、黑栀子、大黄（酒蒸）、羌活、防风、川芎、当归（酒洗）等分，蜜丸，竹叶汤下。

羌、防引火上升，栀、胆、大黄抑火下降，芎、归养肝血而润肝燥。

龙胆泻肝汤，《局方》，〔批〕肝经湿热栀芩柴，生地车前泻偕。木通甘草当归合，肝经湿热力能排胆草（酒炒）、栀子（酒炒）、黄芩（酒炒）、生地（酒炒）、柴胡、车前子、泽泻、木通、当归、甘草（生用）。

龙胆、柴胡泻肝胆之火，黄芩、栀子泻肺与三焦之热以佐之，泽泻泻肾经之湿，木通、车前泻小肠、膀胱之湿以佐之，归、地养血补肝，甘草缓中益胃，不令苦寒过于泄下也。

当归龙荟丸，《宣明》，〔批〕肝火用四黄，龙胆芦荟木麝香。**黑栀青黛姜汤下，一切肝火尽能攘**当归（酒洗）、胆草（酒洗）、栀子（炒黑）、黄连（酒炒）、黄柏（酒炒）、黄芩（酒炒）各一两，大黄（酒浸）、青黛（水飞）、芦荟各五钱，木香二钱，麝香五分，蜜丸，姜汤下。

肝木为生火之源，诸经之火因之而起，故以青黛、龙胆入木经而直折之，而以大黄、芩、连、栀、柏通平上下三焦之火也；芦荟大苦、大寒，气膻入肝；恐诸药过于寒泻，故用当归养血补肝；用姜汤辛温为引；加木、麝者，取其行气通窍也。然非实热，不可轻施。

左金丸，丹溪，〔批〕肝火茱连六一丸，肝经火郁吐吞酸黄连六两（姜汁炒），吴茱萸一两（盐汤泡），亦名茱连丸。肝实则作痛，或呕酸，心为肝子，故用黄连泻心清火，使火不克金，则金能制木而肝平矣；吴茱萸能入厥阴行气解郁，又能引热下行，故以为反佐。寒者正治，热者反治，使之相济以立功也。左金者，使肺右之金得行于左而平肝也。**再加芍药名戊己丸，热泻热痢服之安**戊为胃土，己为脾土，加芍药伐肝安脾，使木不克土。**连附六一汤治胃痛，寒因热用理一般**黄连六两，附子一两，亦反佐也。

导赤散，钱乙，〔批〕心小肠火生地与木通，甘草梢竹叶四般攻。**口糜**①**淋痛小肠火，引热同归小便中**等分，煎。

生地凉心血，竹叶清心气，木通泻心火入小肠，草梢达肾、茎而止痛。

清骨散〔批〕骨蒸劳热用银柴胡，胡连秦艽鳖甲符。**地骨青蒿知母草，骨蒸劳热保无虞**银柴胡钱半，胡黄连、秦艽、鳖甲（童

---

① 糜：原作"糜"，据《汤头歌诀》改。

便炙）、地骨皮、青蒿、知母各一钱，甘草（炙）五分。

地骨、胡连、知母以平内热，柴胡、青蒿、秦艽以散表邪，鳖甲引诸药入骨而补阴，甘草和诸药而泻火。

普济消毒饮，东垣，〔批〕大头天行芩连鼠，玄参甘桔蓝根侣。升柴马勃连翘陈，僵蚕薄荷为末咀黄芩（酒炒）、黄连（酒炒）各五钱，玄参、甘草（生用）、桔梗、柴胡、陈皮（去白）各二钱，鼠粘子、板蓝根、马勃、连翘、薄荷各一钱，僵蚕、升麻各七分，末服，或蜜丸嚼化。或加人参及大黄虚者加人参，便秘加大黄，大头天行力能御大头天行，亲戚不相访问，染者多不救。

原文曰：芩、连泻心肺之火为君，玄参、陈皮、甘草泻火补肺为臣，连翘、薄荷、鼠粘、蓝根、僵蚕、马勃散肿消毒定喘为佐，升麻、柴胡伸阳明、少阳二经之阳，桔梗为舟楫，不令下行为载。李东垣曰：此邪热客心肺之间，上攻头面为肿，以承气泻之，是为诛伐无过，遂处此方，全活甚众。

清震汤河间，〔批〕雷头风治雷头风，升麻苍术二般充二味，《局方》名升麻汤。荷叶一枚升胃气，邪从上散不传中。

头面肿痛疙瘩，名雷头风，一云头如雷鸣。东垣曰：邪在三阳，不可过用寒药重剂诛伐无过，处清震汤升阳解毒，盖取震为雷之义。

桔梗汤《济生》，〔批〕肺痈咳吐脓血中用防己，桑皮贝母栝蒌子。甘枳当归薏杏仁，黄芪百合姜煎此桔梗、防己、瓜蒌、贝母、当归、枳壳、薏苡、桑皮各五分，黄芪七分，杏仁、百合、甘草各三分，姜煎。肺痈吐脓或咽干，便秘大黄可加使一方有人参，无枳壳。

黄芪补肺气；杏仁、薏仁、桑皮、百合补肺清火；栝蒌、贝母润肺除痰；甘、桔开提气血，利膈散寒；防己散肿除风，泻湿清热；当归以和其血；枳壳以利其气。

清咽太平丸，〔批〕肺火咯血薄荷芎，柿霜甘桔及防风。犀角蜜丸治膈热，早间咯血颊常红两颊，肺肝之部。早间寅卯木旺之时，木盛生火，来克肺金。薄荷十两，川芎、柿霜、甘草、防风、犀角各二两，桔梗三两，蜜丸。

川芎，血中气药，散瘀升清；防风，血药之使，搜肝泻肺；薄荷理血散热，清咽除蒸；犀角凉心清肝；柿霜生津润肺；甘草缓炎上之火势；桔梗载诸药而上浮。

消斑青黛饮，陶节庵，〔批〕胃热发斑栀连犀，知母玄参生地齐。石膏柴胡人参甘草，便实参去大黄跻去人参，加大黄。姜枣煎加一匙醋，阳邪里实此方稽①。

发斑虽由胃热，亦诸经之火有以助之。青黛、黄连清肝火，栀子清心肺之火，玄参、知母、生地清肾火，犀角、石膏清胃火。引以柴胡使达肌表，使以姜、枣以和营卫。热毒入里亦由胃虚，故以人参、甘草益胃。加醋者，酸以收之也。

辛夷散严氏，〔批〕肺热鼻瘜里藁本防风，白芷升麻与木通。芎细川芎、细辛甘草茶调服，鼻生瘜肉此方攻肺经湿热上蒸于脑，入鼻而生瘜肉，犹湿地得热而生芝菌也。诸药等分，末服三钱。

辛夷、升麻、白芷能引胃中清阳上行头脑，防风、藁本能入巅顶燥湿祛风，细辛散热通窍，川芎散郁疏肝，木通、茶清泻火下行，甘草甘平缓其辛散也。

苍耳散陈无择，〔批〕风热鼻渊中用薄荷，辛夷白芷四般和。葱茶调服疏肝肺，清升浊降鼻渊瘥苍耳子（炒）二钱半，薄荷、辛夷各五钱，白芷一两，末服。

凡头面之疾，皆由清阳不升、浊阴逆上所致，浊气上烁于脑，则鼻流浊涕为渊。数药升阳通窍，除湿散风，故治之也。

---

① 稽：考查，计议。《礼记·缁衣》注："稽，犹考也、议也。"

妙香散，王荆公①，〔批〕惊悸梦遗山药与参芪，甘桔二茯远志随。少佐辰砂木香麝，惊悸郁结梦中遗山药二两（姜汁炒），人参、黄芪（蜜炙）、茯苓、茯神、远志（炒）各一两，桔梗、甘草各三钱，辰砂二钱，木香二钱半，麝香一钱，为末，每服三②钱，酒下。

山药固精，参、芪补气，远志、二茯清心宁神，桔梗、木香疏肝清肺，丹、麝镇心散郁辟邪，甘草补中。协和诸药，使精气心神相依，邪火自退。不用固涩之药，为泄遗良剂。以其安神利气，故亦治惊悸郁结。

除痰之剂十首　附方五

二陈汤《局方》，〔批〕一切痰饮用半夏陈，益以茯苓甘草臣半夏（姜制）二钱，陈皮（去白）、茯苓各一钱，甘草五分，加姜煎。利气调中兼去湿，一切痰饮此为珍陈皮利气，甘草和中，苓、夏除湿，气顺湿除，痰饮自散。导痰汤内加星枳，顽痰胶固力能驯加胆星以助半夏，加枳实以成冲墙倒壁之功。若加竹茹与枳实，汤名温胆可宁神二陈汤加竹茹、枳实，名温胆汤，治胆虚不眠。润下丸丹溪仅陈皮草，利气祛痰妙绝伦陈皮（去白）八两，盐五钱（水浸洗），甘草二两（蜜炙），蒸饼糊丸，姜汤下。或将陈皮盐水煮晒，同甘草为末，名二贤散。不可多服，恐损元气。

涤痰汤严氏，〔批〕中风痰壅用半夏星，甘草橘红参茯苓。竹茹菖蒲兼枳实，痰迷舌强服之醒治中风痰迷心窍，舌强不能言。半夏（姜制）、胆星各二钱半，橘红、枳实、茯苓各三钱，人参、菖

---

① 王荆公：即王安石，字介甫，封荆国公，北宋著名的政治家、文学家、思想家。

② 三：《汤头歌诀》作“二”。

蒲各一钱，竹茹七分，甘草五分，加姜煎。

此即导痰汤，加人参以扶正，菖蒲以开痰，竹茹以清金。

青州白丸〔批〕风痰惊痰星夏并，白附川乌俱用生。晒露糊丸姜薄引，风痰瘫痪小儿惊半夏（水浸、去衣）七两，南星、白附子各二两，川乌（去皮、脐）五钱。四味俱生用，为末，袋盛，水摆出粉，再擂再摆，以尽为度，磁盆盛贮，日晒夜露，春五、夏三、秋七、冬十日，糯米糊丸，姜汤下。瘫痪酒下，惊风薄荷汤下。

痰之生也，由于风、寒、湿。星、夏辛温，祛痰燥湿；乌、附辛热，散寒逐风；浸而曝之，杀其毒也。

清气化痰丸，〔批〕顺气行痰星夏橘，杏仁枳实栝蒌实。芩苓姜汁为糊丸，气顺火消痰自失半夏（姜制）、胆星各两半，橘红、枳实（麸炒）、杏仁（去皮尖）、栝蒌仁（去油）、黄芩（酒炒）、茯苓各一两，姜汁糊丸，淡姜汤下。

气能发火，火能生痰。陈、杏降逆气，枳实破滞气，芩、栝平热气，星、夏燥湿气，茯苓行水气。水湿火热皆生痰之本也，故化痰必以清气为先。

顺气消食化痰丸《瑞竹堂》，〔批〕消食去痰，青陈星夏菔苏攒。曲麦山楂葛杏附，蒸饼为糊姜汁拌半夏（姜制）、胆星各一斤，陈皮（去白）、青皮、苏子（沉水者，炒）、莱菔子（生用）、麦芽（炒）、神曲（炒）、山楂（炒）、葛根、杏仁（去皮尖，炒）、香附（醋炒）各一两，姜汁和蒸饼，为糊丸。

痰由湿生，星、夏燥湿；痰因气升，苏子、杏仁降气；痰因气滞，青、陈、香附导滞；痰生于酒食，曲、葛解酒，楂、麦消食。湿去食消，则痰不生，气顺则喘满自止矣。

滚痰丸王隐君①，〔批〕顽痰怪病用青礞石，大黄黄芩沉木

---

① 王隐君：字均章，君璋，元代医家，著有《泰定养生主论》。

香。百病多因痰作祟，顽痰怪证力能匡青礞石一两（用焰硝一两同入瓦罐，盐泥固济，煅至石色如金为度），大黄（酒蒸）、黄芩（酒洗）各八两，沉香五钱，为末，水丸，姜汤下，量虚实服。

礞石剽悍，能攻陈积伏匿之痰；大黄荡热实，以开下行之路；黄芩凉心肺，以平上僭之火；沉香能升降诸气，以导诸药为使。然非实体，不可轻投。

金沸①草散《活人》，〔批〕咳嗽多痰前胡辛，半夏荆甘赤茯因。煎加姜枣除痰嗽，肺感风寒头目瞪旋覆花、前胡、细辛各一钱，半夏五分，荆芥钱半，甘草（炙）三分，赤茯苓六分。风热上壅，故生痰作嗽。荆芥发汗散风，前胡、旋覆清痰降气，半夏燥痰散逆，甘草发散缓中，细辛温经，茯苓利湿，用赤者，入血分而泻丙丁也。《局方》金沸草散不用细辛茯，加入麻黄赤芍均治同。

半夏天麻白术汤东垣，〔批〕痰厥头痛，参芪橘柏及干姜。苓泻麦芽苍术曲，太阴痰厥头痛良半夏、麦芽各钱半，神曲（炒）、白术各一钱，人参、黄芪、陈皮、苍术、茯苓、泽泻、天麻各五分，干姜三分，黄柏（酒洗）二分。

痰厥非半夏不能除，风虚非天麻不能定，二术燥湿益气，参、芪泻火补中，陈皮调气升阳，苓、泻泻热导水，曲、麦化滞助脾，干姜以涤中寒，黄柏以泻在泉少火也。

常山饮《局方》，〔批〕痰疟中知贝取，乌梅草果槟榔聚。姜枣酒水煎露之，劫痰截疟功堪诩②常山（烧酒炒）二钱，知母、贝母、草果（煨）、槟榔各一钱，乌梅二个，一方加穿山甲、甘草，疟未发时面东温服。

知母治阳明独胜之热，草果治太阴独胜之寒，二经和则阴阳不致

---

① 沸：原作"拂"，据《汤头歌诀》改。
② 诩（xǔ 许）：夸诩，夸耀。《说文》："诩，大言也。"

交争矣。常山吐痰行水，槟榔下气破积，贝母清火散痰，乌梅敛阴退热，须用在发散表邪及提出阳分之后为宜。

截疟七宝饮，《易简》，〔批〕劫痰截疟**常山果，槟榔朴草青陈伙。水酒合煎露一宵，阳经实疟服之妥**常山（酒炒）、草果（煨）、槟榔、厚朴、青皮、陈皮、甘草等分，水、酒各半煎，露之，发日早晨面东温服。

常山吐痰，槟榔破积，陈皮利气，青皮伐肝，厚朴平胃，草果消膏粱之痰，加甘草入胃，佐常山以引吐也。

收涩之剂九首　附方二

金锁固精**丸芡莲须，龙骨蒺藜牡蛎需。莲粉为糊丸盐酒下，涩精秘气滑遗无**芡实（蒸）、莲（蕊须）、沙苑蒺藜（炒）各二两，龙骨（酥炙）、牡蛎（盐水煮一日夜，煅粉）各一两，莲子粉为糊丸，盐汤或酒下。

芡实固精补脾，牡蛎涩精清热，莲子交通心肾，蒺藜补肾益精，龙骨、莲须皆固精收脱之品。

茯菟丹《局方》，〔批〕遗精消渴**疗精滑脱，菟苓五味石莲末。酒煮山药为糊丸，亦治强中及消渴**强中者，下消之人茎长兴盛，不交精出也。菟丝子十两（酒浸），五味子八两，白茯苓、石莲各三两，山药六两，酒煮为糊丸，漏精盐汤下，赤浊灯心汤下，白浊茯苓汤下，消渴米饮下。

菟丝强阴益阳，五味涩精生水，石莲清心止浊，山药利湿固脾，茯苓甘淡而渗，于补之中能泄肾邪也。

治浊固本丸，〔批〕湿热精浊**莲蕊须，砂仁连柏二苓俱。益智半夏同甘草，清热利湿固兼驱**固本之中兼利湿热。莲须、黄连（炒）各二两，砂仁、黄柏、益智仁、半夏（姜制）、茯苓各一两，猪苓二两，甘草（炙）三钱。

精浊多由湿热与痰，连、柏清热，二苓利湿，半夏除痰；湿热多由郁滞，砂、智利气兼能固肾强脾，甘草补土和中，莲须则涩以止脱也。

诃子散东垣，〔批〕寒泻脱肛用治寒泻，炮姜粟壳橘红也诃子（煨）七分，炮姜六分，御米①壳（去蒂，蜜炙）、橘红各五分，末服。粟壳固肾涩肠，诃子收脱住泻，炮姜逐冷补阳，陈皮升阳调气。河间诃子散木香诃草连②，仍用术芍煎汤下诃子一两（半生半煨），木香五钱，黄连三钱，甘草二钱，为末煎，白术、白芍汤调服。久泻以此止之，不止，加厚朴二钱。二方药异治略同，亦主脱肛便血者。

桑螵蛸散寇宗奭，〔批〕便数健忘治便数，参苓龙骨同龟壳。菖蒲远志及当归，补肾宁心健忘觉桑螵蛸（盐水炒）、人参、茯苓（一用茯神）、龙骨（煅）、龟板（酥炙）、菖蒲（盐炒）、远志、当归等分，为末，临卧服二钱，人参汤下。治小便数而欠，补心安神。

虚则便数，故以人参、螵蛸补之；热则便欠，故以龟板滋之，当归润之；菖蒲、茯苓、远志并能清心热而通心肾，使心脏清则小肠之腑自宁也。

真人养脏汤，罗谦甫，〔批〕虚寒脱肛久痢诃粟壳，肉蔻当归桂木香。术芍参甘为涩剂，脱肛久痢早煎尝诃子（面裹煨）一两二钱，罂粟壳（去蒂，蜜炙）三两六钱，肉豆蔻（面裹煨）五钱，当归、白术（炒）、白芍（酒炒）、人参各六钱，木香二两四钱，桂八钱，生甘草一两八钱，每服四钱。脏寒甚加附子，一方无当归，一方有干姜。

肛脱由于虚寒，参、术、甘草以补其虚，官桂、豆蔻以温其寒，

---

① 御米：即罂粟。
② 连：原作"莲"，据小字注文及《汤头歌诀》改。

木香调气，当归和血，芍药酸以收敛，诃子、粟壳涩以止脱。

当归六黄汤，〔批〕自汗盗汗治汗出醒而汗出曰自汗，寐而汗出曰盗汗，芪柏芩连生熟地当归、黄柏、黄连、黄芩、二地等分，黄芪加倍。泻火固表复滋阴汗由阴虚，归、地以滋其阴；汗由火扰，黄芩、柏、连以泻其火；汗由表虚，倍用黄芪以固其表，加麻黄根功更异李时珍曰：麻黄根走表，能引诸药至卫分而固腠理。或云此药太苦寒，胃弱气虚在所忌。

柏子仁丸〔批〕阴虚盗汗人参术，麦麸牡蛎麻黄根。再加半夏五味子，阴虚盗汗枣丸吞柏子仁（炒、研、去油）二两，人参、白术、牡蛎（煅）、麻黄根、半夏、五味各一两，麦麸五钱，枣肉丸，米饮下。

心血虚则卧而汗出，柏仁养心宁神，牡蛎、麦麸凉心收脱，五味敛汗，半夏燥湿，麻黄根专走肌表，引参、术以固卫气。

阳虚自汗牡蛎散〔批〕阳虚自汗，黄芪浮麦麻黄根牡蛎（煅、研）、黄芪、麻黄根各一钱，浮小麦百粒，煎。牡蛎、浮麦凉心止汗，黄芪、麻黄根走肌表而固卫。扑法芎藁牡蛎粉扑汗法：白术、藁本、川芎各二钱半，糯米粉两半，为末，袋盛，周身扑之，或将龙骨牡蛎扪龙骨、牡蛎为末，合糯米粉等分，亦可扑汗。

杀虫之剂二首

乌梅丸仲景，〔批〕寒厥用细辛桂，人参附子椒姜继。黄连黄柏及当归，温脏安蛔寒厥剂乌梅三百个（醋浸、蒸），细辛、桂枝、附子（炮）、人参、黄柏各六两，黄连一斤，干姜十两，川椒（去汗）、当归各四两。治伤寒厥阴证，寒厥吐蛔。虫得酸则伏，故用乌梅；得苦则安，故用连、柏；蛔因寒而斫①，故用附子；椒、姜、当归补肝，人参助脾，细辛发肾邪，桂枝散表风。程郊倩曰：名曰安蛔，实是安胃。故仲景云：并主下痢。**更有一方苦楝皮，单用楝皮功第一**用苦楝皮一味，煎汤服，蛔痛以及暑热、痰饮、心痛皆能治。

化虫丸，〔批〕**肠胃诸虫鹤虱及使君，槟榔芜荑苦楝群。白矾胡粉糊丸服，肠胃诸虫永绝氛**鹤虱、槟榔、苦楝根（东引者）、胡粉（炒）各一两，使君子、芜荑各五钱，枯矾二②钱半，面糊丸，亦可末服。

数药皆杀虫之品，单服尚可治之，汇萃为丸，而虫焉有不死者乎。

痈疡之剂六首　附方二

真人活命饮③，〔批〕**一切痈疽金银花**〔批〕金银花一名忍冬藤，**防芷归陈草节加。贝母天花兼乳没，穿山角刺酒煎嘉**金银花二钱，当归（酒洗）、陈皮（去白）各钱半，防风七分，白芷、甘草节、贝母、天花粉、乳香各一钱，没药五分，二味另研，候药熟，下皂角刺五分，穿山甲三大片（锉，蛤粉炒，去粉用），好酒煎服，恣饮尽醉。忍冬、甘草散热解毒痈疮圣药，花粉、贝母清痰降火，防风、白芷燥湿排脓，当归和血，陈皮行气，乳香托里护心，没药散瘀消肿，山甲、角刺透经络而溃坚，加酒以行药势也。**一切痈疽能溃散**已成者溃，未成者散，**溃后忌服用毋差。大黄便实可加使，铁器酸物勿沾牙。**

金银花酒〔批〕**痈疽初起加甘草，奇疡恶毒皆能保**金银花五

---

① 斫（zhuó 着）：砍伐，攻击。《说文》："斫，击也。"
② 二：《汤头歌诀》作"一"。
③ 真人活命饮：又名"仙方活命饮"，《妇人良方》及《证治准绳》均载有此方。

两（生者更佳），甘草一两，酒、水煎一日一夜，服尽。护膜须用蜡矾丸黄蜡二两，白矾一两，溶化为丸，酒服十丸，加至百丸则有力，使毒不攻心。一方加雄黄，名雄矾丸，蛇咬尤宜服之，二方均是疡科宝。

托里十补散，即局方十宣散，〔批〕解里散表参芪芎，归桂白芷①及防风。甘桔厚朴酒调服，痈疡脉弱赖之充人参、黄芪、当归各二钱，川芎、桂心、白芷、防风、甘草、桔梗、厚朴各一钱，热酒调服。

参、芪补气，当归和血，甘草解毒，防风发表，厚朴散满，桂、芷、桔梗排脓。表里气血交治，共成内托之功。

托里温中汤，孙彦和，〔批〕疡寒内陷姜附羌，茴木丁沉共四香。陈皮益智兼甘草，寒疡内陷呕泻良附子（炮）四钱，炮姜、羌活各三钱，木香钱半，茴香、丁香、沉香、益智仁、陈皮、甘草各一②钱，加姜五片煎。治疮疡变寒内陷，心痞，便溏，呕呃，昏聩。

疡寒内陷，故用姜、附温中助阳，羌活通关节，炙草益脾元，益智、丁、沉以止呃进食，茴、木、陈皮以散满除痞。此孙彦和治王伯禄臂疡，盛夏用此，亦舍时从证之变法也。

托里定痛汤，〔批〕内托止痛四物兼当归、地黄、川芎、白芍，乳香没药桂心添。再加蜜炒罂粟壳，溃疡虚痛去如拈。

罂粟壳收涩，能止诸痛；桂心、四物活血，托里充肌；乳香能引毒气外出，不致内攻，与没药并能消肿去痛。

散肿溃坚汤，东垣，〔批〕消坚散肿知柏连，花粉黄芩龙胆宣。升柴翘葛兼甘桔，归芍棱莪昆布全黄芩八钱（半酒炒、半生用），知母、黄柏（酒炒）、花粉、胆草（酒炒）、桔梗、昆布各五

---

① 芷：原作"芍"，据小字注文及《汤头歌诀》改。

② 一：《汤头歌诀》作"二"。

钱，柴胡四钱，升麻、连翘、甘草（炙）、三棱（酒炒）、莪莜（酒洗、炒）各三钱，葛根、归尾（酒洗）、白芍（酒炒）各二钱，黄连二钱，每服五六钱，先浸后煎。

连翘、升、葛解毒升阳，甘、桔、花粉排脓利膈，归、芍活血，昆布散瘀，棱、莪破血行气，龙胆、知、柏、芩、连大泻诸经之火也。

经产之剂 十二首 附方二十二

妇人诸病与男子同，惟行经妊娠则不可以例治，故立经产一门。

海藏妊娠六合汤〔批〕妊娠作寒，四物为君妙义长 当归、地黄、川芎、白芍。**伤寒表虚地骨桂** 表虚自汗，发热恶寒，头痛脉浮。四物四两，加桂枝、地骨皮各七钱，二药解肌实表，名表虚六合汤，**表实细辛兼麻黄** 头痛身热无汗脉紧，四物四两，加细辛、麻黄各五钱，二药温经发汗，名表实六合汤。**少阳柴胡黄芩入** 寒热胁痛，心烦喜呕，口苦脉弦，为少阳证。加柴胡解表，黄芩清里，名柴胡六合汤，**阳明石膏知母藏** 大热烦渴，脉大而长，为阳明证，加白虎汤清肺泻胃，名石膏六合汤。**小便不利加苓泻** 加茯苓、泽泻利水，名茯苓六合汤，**不眠黄芩栀子良** 汗下后不得眠，加黄芩、栀子养阴除烦，名栀子六合汤。**风湿防风与苍术** 兼风兼湿，肢节烦痛，心热脉浮。加防风搜风，苍术燥湿，名风湿六合汤，**发斑蕴毒升翘将** 下后不愈，蕴毒发斑如锦纹者，加升麻、连翘散火解毒，名升麻六合汤①。**胎动血漏名胶艾** 伤寒汗下后，胎动漏血，加阿胶、艾叶益血安胎，名胶艾四物汤，**虚痞朴实颇相当** 胸满痞胀，加厚朴、枳实（炒）散满消

---

① 发斑蕴毒……六合汤：此34字原无，据《汤头歌诀》补。

痞，名朴实六合汤。**脉沉寒厥加桂附**身冷拘急，腹痛脉沉，亦有不得已而加附子、肉桂散寒回阳者，名附子六合汤，**便秘蓄血桃仁黄**大便秘，小便赤，脉实数，或膀胱蓄血，亦有加桃仁、大黄润燥通幽者，名大黄六合汤。**安胎养血先为主，余因各证细参详。后人法此治经水，过多过少别温凉。温六合汤加芩术**加黄芩、白术，治经水过多。黄芩抑阳，白术补脾，脾能统血，**色黑后期连附商**加黄连清热，香附行气，名连附六合汤。**热六合汤栀连益**加栀子、黄连，治血热妄行，**寒六合汤加附姜**加炮姜、附子，治血海虚寒。**气六合汤加陈朴**加陈皮、厚朴，治气郁经阻，**风六合汤加芜羌**加秦芜、羌活，治血虚风痉。**此皆经产通用剂，说与时师好审量。**

胶艾汤《金匮》，〔批〕**胎动漏血中四物先，阿胶艾叶甘草全**阿胶、川芎、甘草各二两，艾叶、当归各三两，芍药、地黄各四两，酒水煎，纳阿胶烊化服。四物养血，阿胶补阴，艾叶补阳，甘草和胃，加酒行经。**妇人良方单胶艾**亦名胶艾汤，**胎动血漏腹痛痊。胶艾四物加香附**香附用童便、盐水、酒、醋各浸三日，炒，方名妇宝丹**调经专。**

当归散《金匮》，〔批〕**养血安胎益妇人妊，术芍芎归及黄芩。安胎养血宜常服，产后胎前功效深**妇人怀孕宜常服之，临盆易产，且无众疾。当归、川芎、芍药、黄芩各一斤，白术半斤，为末，酒调服。

丹溪曰：黄芩、白术，安胎之圣药。盖怀妊宜清热凉血，血不妄行则胎自安。黄芩养阴退阳，能除胃热；白术补脾，亦除胃热。脾胃健则能化血养胎，自无半产、胎动、血漏之患也。

黑神散《局方》，〔批〕**消瘀下胎中熟地黄，归芍甘草桂炮姜。蒲黄黑豆童便酒，消瘀下胎痛逆忘**瘀血攻冲则作痛，胞胎不下，亦由血滞不行。诸药各四两，黑豆（炒、去皮）半斤，酒、童便合煎。

熟地、归、芍润以濡血，蒲黄、黑豆滑以行血，黑姜、官桂热以动血，缓以甘草，散以童便，行以酒力也。

清魂散严氏，〔批〕产后昏晕用泽兰叶，人参甘草川芎协。荆芥理血兼祛风，产中昏晕神魂帖泽兰、人参、甘草（炙）各三分，川芎五分，荆芥一钱，酒调下。

川芎、泽兰和血；人参、甘草补气；外感风邪，荆芥能疏血中之风。肝藏魂，故曰清魂。

羚羊角散《本事方》，〔批〕子痫杏薏仁，防独芎归又茯神。酸枣木香和甘草，子痫风中可回春羚羊角（屑）一钱，杏仁、薏仁、防风、独活、川芎、当归、茯神、枣仁（炒）各五分，木香、甘草各二分半，加姜煎。治妊娠中风、涎潮僵仆、口噤搐搦，名子痫。

羚羊平肝火，风、独散风邪，枣、茯以宁神，芎、归以和血，杏仁、木香以利气，苡仁、甘草以调脾。

当归生姜羊肉汤《金匮》，当归三两，生姜五两，羊肉一斤。〔批〕蓐劳，产中腹痛蓐劳匡产后发热，自汗身痛，名蓐劳。腹痛者，瘀血未去，新血不生也。亦有加入参芪者气能生血。羊肉辛热，用气血之属以补气血；当归引入血①分，生姜引入气分②，以生新血；加参、芪者，气血交补也，千金四物甘桂姜千金羊肉汤，芎、归、芍、地、甘草、干姜、肉桂，加羊肉煎。

达生散，丹溪。达，小羊也，取其易生。〔批〕易产紫苏大腹皮，参术甘陈归芍随。再加葱叶黄杨脑，孕妇临盆先服之大腹皮三钱，紫苏、人参、白术（土炒）、陈皮、当归（酒洗）、白芍

---

① 血：原作"气"，据《汤头歌诀》改。
② 生姜引入气分：原无，据《汤头歌诀》补。

（酒洗）各一钱，甘草（炙）二①钱，青葱五叶，黄杨脑七个，煎。归、芍以益其血，参、术以补其气，陈、腹、苏、葱以疏其壅。不虚不滞，产自无难矣。**若将川芎易白术，名紫苏饮子严氏子悬**宜胎气不和，上冲心腹，名子悬。

妊娠转胞参术饮丹溪。转胞者，气血不足，或痰饮阻塞，胎为胞逼，压在一边，故脐下急痛，而小便或数或闭也。〔批〕**妊娠转胞，芎芍当归熟地黄。炙草陈皮留白兼半夏，气升胎举自如常**此即八珍汤除茯苓，加陈皮、半夏以除痰，加姜煎。

牡丹皮散《妇人良方》，〔批〕**血瘕延胡索，归尾桂心赤芍药。牛膝棱莪酒水煎，气行瘀散血瘕**②**削**瘀血凝聚则成瘕，丹皮、延胡索、归尾、桂心各三分，赤芍、牛膝、莪莸各六分，三棱四分，酒、水各半煎。

桂心、丹皮、赤芍、牛膝以行其血，三棱、莪莸、归尾、延胡兼行血中气滞、气中血滞，则结者散矣。

固经丸《妇人良方》，〔批〕**经多崩漏用龟板君，黄柏樗皮香附群。黄芩芍药酒丸服，漏下崩中色黑殷**治经多不止，色紫黑者，属热。龟板（炙）四两，黄柏（酒炒）、芍药（酒炒）各二两，樗皮（炒）、香附（童便浸、炒）各两半，黄芩（酒炒）二两，酒丸。

阴虚不能制胞③络之火，故经多。龟板、芍药滋阴壮水，黄芩清上焦，黄柏泻下焦，香附辛以散郁，樗皮涩以收脱。

柏子仁丸《良方》，〔批〕**血少经闭熟地黄，牛膝续断泽兰芳。卷柏加之通血脉，经枯血少肾肝匡**柏子仁（去油）、牛膝（酒浸）、卷柏各五钱，熟地一两，续断、泽兰各三两，蜜丸，米

---

① 二：《汤头歌诀》作"三"。
② 瘕：原作"之"，据蜚英书局本及小字注文改。
③ 胞：原作"炮"，据蜚英书局本改。

饮下。

经曰：心气不得下降，则月事不来。柏子仁安神养心，熟地、续断、牛膝补肝益肾，泽兰、卷柏活血通经。

附便用杂方三首

望梅丸讱庵，〔批〕生津止渴用盐梅肉，苏叶薄荷与柿霜。茶麦冬糖共杵捣，旅行赍服胜琼浆盐梅肉四两，麦冬（去心）、薄荷叶（去梗）、柿霜、细茶各一两，紫苏叶（去梗）五钱，为极细末，白霜糖四两，共捣为丸，鸡子①大。旅行带之，每含一丸，生津止渴，加参一两尤妙。

骨灰固齿牙散②，〔批〕固牙猪羊骨，腊月腌成煅研之。骨能补骨咸补肾，坚牙健啖老尤奇用腊月腌猪③、羊骨，火煅，细研，每晨擦牙，不可间断。至老而其效益彰，头上齿骨亦佳。

软脚散〔批〕远行健足中芎芷防，细辛四味研如霜。轻撒鞋中行远道，足无针疱汗皆香防风、白芷各五钱，川芎、细辛各二钱半，为末。行远路者，撒少许于鞋内，步履轻便，不生针疱，足汗皆香。

附小儿稀痘方

稀痘神米以功丹三种豆，粉草细末竹筒装。腊月厕中浸洗净，风干配入梅花良。丝瓜藤丝煎汤服，一年一次三年光用赤小④豆、黑豆、绿豆、粉草各一两，细末入竹筒中，削皮留节，凿孔

---

① 子：原作"豆"，据《汤头歌诀》改。
② 散：原作"齿"，据《汤头歌诀》改。
③ 猪：原作"成"，据正文内容及《汤头歌诀》改。
④ 小：此字下原衍"饭"字，据《汤头歌诀》删。

入药，杉木塞紧，溶蜡封固，浸腊月厕中；一月取出，洗净，风干。每药一两，配腊月梅花片三钱，以雪中花片落地者，不着人手，以针刺取更妙。如急出用，入纸套中略烘即干。儿大者服一钱，小者五分，以霜后丝瓜藤上小藤丝煎汤，空心服。忌荤腥十二日，解出黑粪为验。每年服一次，一次可稀，三次永不出矣。又方蜜调忍冬末顾骧宇，不住服之效亦强金银花为末，糖调，不住服之。更有玄参菟丝子娄江王相公，蜜丸如弹空心①尝。白酒调化日二次菟丝子半斤（酒浸二宿，煮干，去皮），玄参四两，共为细末，蜜丸，弹子大，白酒②调下，每日二次，或加犀角生地黄又方加生地、麦冬各四钱，犀角二两。此皆验过稀痘法，为力简易免仓皇。

［附］救荒避谷简便奇方歌

饥荒之年米贵如玉粒贫穷之人自难供给，有前朝人名孙思邈者传下有避谷不食之妙诀。其诀若何？惟用白面三两加白茯苓四两为末，入水同调不可过干过湿，惟以稀稠为节。又用黄蜡③三两代油爆成煎饼，饱唉一顿则食可绝而不饥矣！初绝三日，似觉难忍，绝至三日后，则气力渐生，惟频食时。熟山果及芝蔗汤，或米饮井泉，微润肠胃无令涸竭。如欲仍前用饭食时，用葵菜汤米饮稀粥渐渐轮啜自然思食。更有一方用黄芪，赤石脂龙骨各三钱防风五分齐。乌头一钱炮捣一千杵与石臼内，炼蜜为丸如弹子大远行水火不便随身带备。饱饭一顿即服一丸可行五百里，服二丸可行千里不须疑。又用凤尾草同黑豆蒸熟，拣去凤草用蒸豆每食七粒，终日自然忘餐亦是奇。又方用黄蜡二两，铫内熔化，入糯米三合同炒熟糯

---

① 空心：即空腹。
② 酒：原作“汤”，据正文内容及《汤头歌诀》改。
③ 黄蜡：又名黄蜡石、蜡石，因表层及内部有蜡状质感、色感而得名。

米，任意饱食数日不能饥<small>如要吃饭，以胡桃肉二个嚼下，即便思食。</small>

辟谷仙方<small>晋·刘景先</small>自古奇，贫民荒岁可疗饥。他药不需麻与豆，淘蒸三遍制须齐。蒸起戌时从子止，晒干午刻甑离寅。初充七日非为宝，七载无饥果是稀。妙处诗中言不尽，须参细注悟深机<small>黑大豆五斗，淘尽蒸三遍，去皮。大麻子三斗，渍一宿，蒸三遍，取仁和捣作团，入甑，从戌时蒸至子时止，寅时出甑，午时晒干，为末。食之以饱，不得他食一切物。初顿饱七日，二顿四十九日，三顿三百日，至四顿则够二千四百日更不必食，永不饥也。不问老少，但依法服食，令人精神强壮，容貌红白，永不憔悴。若口渴即研大麻子汤饮之，更能滋润脏腑。若欲仍用饮食，以葵子三合研末，煎汤冷服，取下药如金色，任吃诸物，并无所损。</small>

此乃晋朝刘景先所传，试之皆验，因勒石以广其德，为民上者不可不知也。

煮豆<small>宋·黄庭坚</small>一法古称奇，疗尽贫民荒岁饥。药品不多需贯众，一斤细锉如豆齐。煮熟晒干啖七粒，草根树叶可人颐①<small>真黑豆一升，挪莎②极净，用贯众一斤，细锉如豆一般，参和豆中，量水多少，慢火煮豆香熟，摊筐就日晒干，翻覆令展尽余汁，去贯众，瓦器收贮，空心日啖五七粒，则食百草木枝叶皆有味，可饱也。</small>

此宋·黄庭坚所传，在凶年俭岁③、米珠薪桂④之日用此法以救我黎民百姓，可直追尧、舜以济众博施，其功德岂细事哉！故并列于医方之末。

按救荒本草百余品，而人或未识，莫知所用，且味或螫口，

---

① 颐（yí移）：颐养，保养。《易·序卦》："颐者，养也。"
② 挪莎：又作"挪挲""挪抄"，两手搓摩。
③ 俭岁：荒年，歉收之年。俭，贫乏，歉收。
④ 米珠薪桂：米、薪贵于珠、桂，比喻物价昂贵。

用亦不适。惟得一煮豆法以通之，则所遇草木件件可口，岂复畏道旁之苦李？虽然，凡骨非仙，安能人人辟谷，从赤松子问，安期哉！今录数方，皆药简而价廉，贫乏亦易于为力，可保无饿殍之伤矣。即不然，读医疮、疙肉之诗，能不为之太息！

卷三　论证①

病机赋

病机玄蕴，脉理幽深②。虽圣经之备载，非师授而罔明。处百病而决死生，须探阴阳脉候_{脉有阴阳之理}；订七方而施药石，当推苦乐志形_{七方者，大、小、缓、急、奇、偶、复也。方所以因病而订，人有形、志俱乐者，有形、志俱苦者，有形乐志苦者，有形苦志乐者，用药订方当知此理}。邪之所客，标本莫逃乎六气_{客者，外邪之所客也。病始受曰标，病原根曰本。然客邪标本，不外乎风、寒、暑、湿、燥、火六气而成}；病之所起，枢机不越乎四因_{经云：有始因气动而内有所成者，如积聚癥瘕、瘿瘤结核、颠痫之类；有始因气动而外有所成者，如：痈疽、疮疥、痛痒之类；不因气动而病生于内者，如：饥饱、劳损、宿食、霍乱之类；不因气动而病生于外者，如瘴气、邪魅、刺割捶扑之类。四者，百病所起之因也}。一辨色、二辨音，乃医家圣神妙用_{察五色、辨五音，能知病之所主者，非圣神而何}；三折肱、九折臂，原病者感受舆情③_{齐高固曰：三折肱，知为良医；《楚辞》云：九折臂而成医兮}。能穷浮、沉、迟、数、滑、涩、大、缓八脉之奥_{八者，脉之奥也}，便知表、里、虚、实、寒、热、邪、正八要之名_{表者，病不在内也；里者，病不在外也；虚者，五虚是也；实者，五实是也；寒者，脏腑积冷也；热者，脏腑积热也；邪者，非脏腑正病也；正者，非外邪所中也。八}

---

① 卷三论证：原无，据原书总目补。
② 深：原作"湥"，据蜚英书局本改。
③ 舆情：指群情、民情。

脉为诸脉纲领精此八脉，则诸脉可以类推，八要是众病权衡量度诸病由此八要也。涩为血少精伤，责责然①往来涩滞，如刀刮竹之状；滑为痰多气盛，替替然②应指圆滑，似珠流动之形涩脉之状，如刀刮竹，责责然往来不通快，此伤精失血之候也；滑脉之状，如珠圆滑，替替然往来流利，此气盛痰多之候也。二脉者，可以探其气血虚实之情也。迟寒数热，记至数多少平人脉以四至为率，不及曰迟，一息三至也；太过曰数，一息六至也。经云：数则为热，迟则为寒。二脉所以别其寒热也；浮表沉里，在举按重轻轻手举之，于皮肤上得，重按乃无，如水浮泛者曰浮；重手按至筋骨而得者曰沉。经云：浮为在表，沉为在里。二脉所以别其表里也。缓则正复，和若春风柳舞；大则病进，势如秋水潮生缓则胃气复，如春柳之和，故邪退而正复也；病进而危，故脉洪大如秋潮之汹涌。六脉同等者，喜其勿药六脉大、小、浮、沉、迟、数同等者，不治自愈也；六脉偏盛者，忧其采薪③六脉浮、沉、滑、涩、迟、数偏盛者，名曰残贼脉。表宜汗解，里即下平邪在表者汗之，在里者下之。救表则桂枝、芪、芍，救里则姜、附、参、苓桂枝、黄芪、芍药救表之虚也，肉桂、附子、干姜、人参、茯苓救里之虚也。病有虚实之殊，虚者补而实者泻；邪有寒热之异，寒者温而热者清。外邪是风、寒、暑、湿、燥、火之所客此六淫之邪从外而入者，故曰外邪也；内邪则虚、实、贼、微、正之相乘《难经》云：从前来者为虚邪，从后来者为实邪，从所胜来者为微邪，从所不胜来者为贼邪，本经自病为正邪。此五脏互相乘克之邪，故曰内邪。正乃胃之真气，良犹

---

① 责责然：急劲貌。

② 替替然：持续貌。

③ 忧其采薪：即采薪之忧，谓身患疾病而无法动身。语出《孟子·公孙丑下》："昔者有王命，有采薪之忧，不能造朝。"

国之鲠①臣人之有胃气，犹国之有鲠直之臣，则邪佞不得肆害，正胜邪也。驱邪如逐寇盗，必亟攻而尽剿人身之有邪，不可不攻尽；养正如待小人，在修己而正心人之保身躯，不可不正养。地土厚薄，究有余、不足之禀赋西北地厚，则所禀亦厚；东南地薄，则所禀亦薄；运气胜复，推太过、不及之流行五运六气者，主一岁之令，故阳年为太过，阴年为不及。其太过、不及之流行胜复，郁发之灾变存焉。善治者，必调岁气，毋伐天和。脉病既得乎心法，用药奚患乎弗灵！

原夫中风当分真伪由外中者，真中风；不由外中者，伪中风也②，真者现六经形证，有中脏、腑、血脉之分风邪中人，有深有浅。风中表者，现六经形证。太阳，头疼脊强；少阳，胸满寒热；阳明，身热、目痛而烦；少阴，口渴、时厥；太阴，自利、腹疼或便难；厥阴，囊缩遗溺、手足厥冷。中腑者浅，中脏者深，中经脉者半表里。血脉之分，所以分其邪之浅深也；伪者遵三子发挥，有属湿、火、气虚之谓河间举五志过极，动火而猝中，皆因热甚，故主乎火；东垣以元气不足则邪凑之，令人猝倒僵仆如风状，故主乎气虚；丹溪以东南气温多湿，有病风者，非风也，由湿生痰、痰生热、热生风，故主乎湿。三子之发挥，皆非外中之风，故曰伪也。中脏命危中脏者多滞九窍，有唇缓失音、耳聋目瞀③、鼻塞便难之证，其口开眼合、撒手遗尿、鼾睡者，不治，中腑肢废中腑者多着四肢，此中风受邪浅，故肢废。在经络则口眼㖞斜，中血脉则半身不遂邪中经络、血脉者，非表非里，邪无定居，或偏于左，或偏于右，无内外证，故口眼㖞斜，半身不遂，而有汗下之戒。僵仆猝倒，必用补

---

① 鲠（gěng 耿）：刚直，正直。《广韵》："骨鲠謇谔之臣。"
② 伪中风也：原作"为中风患"，据《明医指掌》卷一改。
③ 瞀（mào 冒）：目眩，眼花。《玉篇》："瞀，目不明貌。"

汤猝倒者，气虚也，参、芪补之；**痰气壅塞，可行吐剂**痰气壅塞胸臆，吐而解之。**手足瘛疭曰搐**瘛者，筋惕跳也；疭者，筋缓疭也。手足惕跳而抽掣，搐搦之候也。**背项反张曰痉**背项强直，角弓反张，痉候也。无汗曰刚痉，汗多曰柔痉。先因中风，复感寒湿所致也。**或为风痱、偏枯，或变风痹、风懿**风痱者，乃身无痛，四肢不收也；偏枯者，半身不遂也；风痹者，麻木不仁也；风懿者，奄①忽不知人也。四者皆风之变也。**瘫、痪、痿易，四肢缓而不仁**左不遂曰瘫；右不遂曰痪；痿者，胫弱不任身，骨弱不能起。丹溪云：肺热叶焦，五脏因而受之，发为痿躄；易者，变易也。三者膏粱之疾，皆属于土，故四肢缓纵而不仁者，似风而实非风也；**风、湿、寒并，三气合而为痹**经云：风、湿、寒三气杂至，合而为痹。风气胜为行痹，湿气胜为着痹，寒气胜为痛痹。**虽善行数变之莫测，皆木胜风淫之所致**风者，善行数变，不可预测。以上诸疾皆肝木风淫之变也。**雪霜凛冽，总是寒邪**三者皆为寒变，故曰寒邪；**酷日炎蒸，皆为暑类**酷，烈也；炎，火势也；蒸，热气熏蒸也。在天为日，在地为暑，在人以心应之，皆为暑也。**伤寒则脉紧身寒，中暑则脉虚热炽。暑当敛补而清，寒可温散而去**暑伤气，故多汗，宜敛汗而补虚，如清暑益气汤是也；寒伤荣，故无汗，必温散之，如麻黄汤是也。**诸痉强直，体重胕肿，由山泽风雨湿蒸；诸涩枯涸，干劲皴揭，皆天地肃清燥气**皆属于燥，燥者，阳气已降，阴气复升也。**湿则害其皮肉，燥则涸其肠胃**胃与大肠皆属阳明，故因其类而感之。**西北风高土燥，尝苦渴、闭、痈疡；东南地卑水湿，多染疸、肿、泄痢。其邪有伤、有中，盖伤之浅而中之深**凡风、寒、暑、湿之邪入肤腠之间，故缓而浅；邪入于中，故急而深；**在人有壮、有怯，**

---

① 奄（yǎn 眼）：忽然，突然。《说文》："奄，忽也，遽也。"

故壮者行而怯者剧壮者元气足，虽中邪，气行而散；怯者气虚理疏，则病也。天人七火，君相五志君相二火，天成也；五志之火，人为也。故曰天人七火。为工者能知直折、顺性之理，而术可通神君火，阳火也，可以冰水寒凉直折治之；相火，阴火也，不可直治，当顺其性而伏之。识治火之妙法，其术神矣；善医者解行反治、求属之道，而病无不治善治者，以热治热，以寒治寒。如寒因热用，热因寒用，则其邪易从。经云：病服冷而反热，服热而反寒，当求其属以治之。热之不已，责其无水；寒之不除，责其无火。壮水济火之法，故曰求属。所谓壮水之源以镇阳光，济火之主以消阴翳是也。知此者，则无不可治之病矣。虚火、实火，补泻各合乎宜虚火可补，实火可泻；湿热、郁热，攻发必异乎剂湿热甚，攻之；郁热甚，发之。既通六气之机，可垂千古之誉识此风、寒、暑、湿、燥、火六气之病机也。

尝闻血属阴，不足则生热，斯河间之确论；气属阳，有余便是火，佩丹溪之格言阴虚则火盛，气旺则生火。气盛者，为喘急，为胀满，为痞塞，兼降火必自已喘急者，气上升也；胀满者，气不舒也；痞塞者，气不通也。虽乃其气之有余，是皆火之使然。不治气而降火者，治其本也；血虚者，为吐衄，为烦蒸，为劳瘵，非清热而难痊吐衄者，火载血上行也；烦蒸者，火气熏蒸也；劳瘵者，阴虚火动也。虽皆血虚之候，火不息则煎熬真阴而血益亏也。理中汤治脾胃虚冷，润下丸化胸膈痰涎痰壅盛者，由火炎于上，故肾益虚而火益甚。此药使火下降，则水归源而下润。暴呕吐逆，为寒所致胃有暴寒则吐逆；久嗽咯血，是火之愆久嗽咯血者，火炎而克肺金故也。平胃散疗湿胜、濡泄不止濡泄多水湿自甚也，故用平胃散以祛其湿；益荣汤治怔忡、恍惚无眠荣血不足，致心神不宁，故无眠，益荣汤主之。枳壳散、达生散令孕妇束胎而易产膏粱之躁者，内发烦热，亦有阴极而反发烦躁者，宜审之。**忽然寒僵起栗、昏冒者，名为尸厥**猝然僵仆、不知人、肌肤寒栗者，名曰尸厥，此由入庙登冢、问病吊丧所得；**猝尔跌仆流涎、时醒者，号曰癫痫**猝然跌仆，昏不知人，痰涎有声流于口角。须臾苏醒者名曰癫痫；不醒，角弓反张者曰痉。**腹满吞酸，此是胃中留饮；胸膨嗳气，盖缘膈上停痰**丹溪云：胃中有火，膈上有痰，故成嗳气。**欲挽回春之力，当修起死之丹。**

　　窃惟阴阳二证，疗各不同阴证则身寒，阳证则身热，二者主治若霄壤之不同；**内外两伤，治须审别。内伤、外伤，辨口鼻呼吸之情**内伤，饮食劳役所致；外伤，风寒暑湿所致。故内伤则口为之不利，鼻息调匀；外伤则口中和，鼻息不利。盖鼻受无形，口受有形故也；**阴证、阳证，察尺寸往来之脉**阴证则寸弱而尺浮，往来无力；阳证则尺微而寸大，往来有力。盖寸阳尺阴，故脉应之也。**既明内外阴阳，便知虚实冷热**内伤为不足，外伤为有余，阳证为热，阴证为寒。能究内外之伤、阴阳之证，则补虚、泻实、温寒、清热之法，庶无差忒①也。**曰浊、曰带，有赤、有白**男子赤、白二浊，女子赤、白二带。**或属痰而属火，白干气而赤血。本无寒热之分，但有虚实之说**浊、带者，属痰与火。干于气分则白，干于血分则赤。世俗多以白为寒、赤为热，非也。但有气虚、血虚之不同，更有挟痰、挟火之病状。**痢亦同然，瘀积湿热，勿行淡、渗、兜、涩、汤、丸；可用汗、下、寒、温、涌、泄**痢因瘀积湿热，而肠中所滞之积下，故曰滞下。有赤，有白，有赤、白杂下，有如豆汁、鱼脑、尘腐、屋漏水，其色不一，皆有形物。不可以淡、渗利小便，亦不可用兜、涩之剂及巴、硇毒药下之。用仲景法，表挟风寒者汗之，

---

　　①　忒（tè 特）：差错。《广韵》："忒，差也。"

身有热者疏之，在里者承气下之，内寒者姜、附温之，虚者参、术补之，在上者涌之，小便不通者分导之。此为活法。**导赤散通小便癃闭**癃者，罢也；闭者，急痛不通也；导赤散者，分利之圣药，**温白丸解大肠痛结**寒与食积，痞结不开，腹满痛而便结者，温白丸主之，量虚实用。**地骨皮散退劳热偏宜**劳热者，骨蒸烦热也，地骨皮散主之，**青礞石丸化结痰甚捷**结痰非礞石不能开。丹溪云：此药重在风化硝，盖取其咸能软坚镇坠也。**火郁者，必扪其肌**郁热与寻常发热不同，其热在于筋骨及四肢，肌肤不觉热甚，或一时火热如燎，以手扪之烙手是也。由胃虚过食冷物，抑遏阳气于内故也；**胎死者，可验其舌**若伏而不动，舌黑者，胎死也，舌红者不死，以此验之，无疑。**玄胡苦楝医寒疝控引于二丸**寒疝控引睾丸痛者，玄胡苦楝汤，**当归龙荟泻湿热痛攻于两胁**湿热攻注两胁作痛，及肝木旺盛者，此药泻之。谙晓阴阳虚实之情，便是医家玄妙之诀。

当以**诸痛为实，诸痒为虚**痛者，邪乘之，故实；痒者，血气不充，故虚。**虚者，精气不足；实者，邪气有余**。**泄泻有肠垢、鹜溏，若滑脱则兜涩为当**肠垢者，所下黏垢稠秽，协热也；鹜溏者，所下澄澈清冷如鸭粪，协寒也；滑脱，所下不禁，大孔如竹筒，虚甚也。故热者清之，寒者温之，脱者诃子散急兜之；**腹痛有食积、郁热，倘阴寒则姜、附可施**郁热痛者，时痛时止也；食积者，食已即痛，大便通后痛减是也。热者清之，食者消之。若阴寒腹痛者，绵绵痛而无增减，手足逆冷者，急以姜、附温之。**厥心痛者，客寒犯胃；手足和者，温散即已**胃脘当心而痛，非心痛，故曰厥。若客寒犯胃，手足和温，寒不太甚也，草豆蔻丸发散即已。若真心痛者，其痛甚，手足寒至节，则死矣。**真头痛者，入连于脑；爪甲黑者，危笃难医**真头痛者，旦发夕死，夕发旦死。**结阳则肢肿有准，结阴则便血无疑**诸阳不行，阴府留结成热，则四肢肿满；阴气内结不得通行，气血无宗，渗入肠胃，则下血。足膝屈弱曰脚气，肿痛者，湿多热盛脚气由湿热而成，故足胫屈弱。湿盛则肿，热甚则痛；腰痛不已曰肾虚，挫①闪者，气滞血瘀肾虚腰痛者，绵绵痛之不已，转侧不能，青娥丸。挫闪而痛，必气滞血瘀。气滞者行气，血瘀者行血即已。巅顶苦疼，药尊藁本东垣云：巅顶苦疼，寒气客于巨阳经，须用藁本；鼻渊不止，方选辛夷鼻渊者，鼻流臭浊涕，如彼渊泉。《内经》云：胆移热于脑，令人辛頞②鼻渊，传为衄蔑瞑目，辛夷丸。手麻有湿痰、死血；手木缘风湿、气虚丹溪云：十指麻是死血、湿痰阻滞隧道，气不流通故也。手木者，风湿与气虚，盖气不充于手故也。淋沥似欲通不通，气虚者，清心莲子淋沥者，小便滴沥涩痛，欲通而不通故也。有沙、膏、血、肉、劳五种，大抵总属于热。若气虚而协热者，清心莲子饮；便血审先粪后粪，阴结者，平胃地榆便血者，湿热乘于大肠。先粪者，其血来也近；后粪者，其血来也远。《内经》云：结阴者，便血一升，再结二升，三结三升③。罗谦甫制平胃地榆汤主之。

盖闻溲便不利谓之关，饮食不下谓之格。乃阴阳有所偏乘，故脉息因而覆溢经云：阳气太盛，阴气不得相营也，故曰关，关则不得大、小便。阴气太盛，阳气不得相营也，故曰格，格则不得下食。《难经》云：关之前者，阳之动也，脉当现九分而浮。过曰太过，减曰不及，遂上鱼为溢，此阴乘之脉也。关以后者，阴之动也，脉当现一寸而沉，过曰太过，减曰不及，遂入尺为覆，此阳乘之脉也。故曰：覆、溢是其真脏之脉，人不病而死也④。咳血与呕血不同，咳

---

① 挫：原作"脞"，据《明医指掌》卷一改，下同。
② 頞（è饿）：鼻梁。《说文》："頞，鼻茎也。"
③ 结阴者……三结三升：出自《素问·阴阳别论》。
④ 关之前者……而死也：出自《难经·三难》。

血嗽起，呕血逆来咳血者，嗽动有血，出于肺也；呕血者，呕全血也，逆出上窍，属于胃也；吞酸与吐酸各别，吞酸刺心，吐酸涌出吞酸由湿热积于肺、胃，咯不出，咽不下，酸味刺心也；吐酸是平时津液随上升之气郁①积湿热，遂成酸味，吐出酸水如醋是也。水停心下曰饮，水积胁下曰癖。行水以泽泻、茯苓，攻癖以芫花、大戟胃寒强饮冷水，无热不能消化，停滞心下，名曰停饮。蓄积留滞于胁，结成痞积，久而硬痛曰癖饮。轻者茯苓、泽泻淡渗行之；甚者芫花、大戟之剂祛逐之。控涎丹虽云峻利，可逐伏痰伏痰、留饮、结癖非此不除；保和丸性味温平，能消积滞。溺血则血去无痛，有痛者自是赤淋溺血者，小便血也，去血不痛是也，四物汤对五苓散。赤淋，血淋也，又滴沥涩痛。小蓟汤；短气乃气难布息，粗息者却为喘急短气，气不续也，故曰难布息；喘急，息粗气逆，出多入少也。胃脘当心而痛，要分客热、客寒胃脘痛，客寒者呕水恶寒，绵绵而痛，手足厥逆；客热者心烦燥渴，时作时止；遍身历节而疼，须辨属风、属湿遍身肢节痛，名白虎历节风，上属风，下属湿。通圣散专疗诸风，越鞠丸能开六郁六郁，气、血、食、湿、痰、热也。虚弱者，目眩头晕，亦本痰火而成丹溪云：痰在上，火在下，多眩晕；湿热者，精滑梦遗，或为思想而得梦中交感泄精曰梦遗，无梦自泄曰精滑，皆湿热相火也。若思想得者，病在心，当宁其心。

缘杂病绪繁无据，机要难明；非伤寒经络有凭，形证可识。临病若能三思，用药终无一失。略举众疾之端，俾为后学之式。

辨证秘旨

窃谓医虽小道，乃寄死生。最要变通，不宜固执。明药、

---

① 郁：原作"一"，据《明医指掌》卷一改。

脉、病、治之理_{药性、脉诀、病机、治法}，悉望、闻、问、切之
情_{望色、闻声、问故、切脉}。药推寒、热、温、凉、平和之气，
辛、甘、淡、苦、酸、咸之味，升降浮沉之性，宣通泻补之能；
脉究浮、沉、迟、数、滑、涩之形，表、里、寒、热、实、虚
之应，阿阿嫩柳之和，弦钩毛石之顺。药用君臣佐使_{主病之谓}
_{君，最多；辅君之谓臣，次之；应臣之谓佐、使，又次之}，脉分老
幼瘦肥_{老人脉濡，小儿脉数，瘦者脉大，肥者脉细}。药乃天地之
精，药宜切病；脉者气血之表，脉贵有神。病有外感、内伤、
风、寒、暑、湿、燥、火之机；治用宣通、泻补、滑、涩、
温^①、燥、重、轻之剂。外感异乎内伤_{外感乃有余之证，内伤乃不}
_{足之证}，寒证不同热证_{伤寒直中之邪为寒，伤寒传经之邪为热}。外
感宜泻而内伤宜补，寒证可温而热证可清。补泻得宜，须臾病
愈；清温失度，顷刻人亡。外感风寒宜分经而解散_{外感风寒传变}
_{不一，宜分经络解散方可}，内伤饮食可调胃以消溶。胃主气，司
纳受，阳常有余；脾主血，司运化，阴常不足。胃乃六腑之本
_{能纳受水谷方可化气液}，脾为五脏之源_{能运化气液方可充营卫}。胃
气弱则百病生，脾阴足而万邪息。调理脾胃为医中之王道，节
戒饮食乃却病之良方。病多寒冷郁气，气郁发热_{寒谓风寒外感，}
_{昼夜发热；冷谓生冷内伤，午后发热}；或出七情动火，火动生痰。
有因行藏动静以伤暑邪，或是出入雨中而中湿气。亦有饮食失
调而生湿热，倘或房劳过度以动相火_{以上六条言病机}。制伏相火
要滋养其真阴_{以下六条言治法}，祛除湿热须燥补其脾胃。外湿宜
表散，内湿宜淡渗。阳暑可清热，阴暑可散寒。寻火、寻痰，
分多、分少而治；究表、究里，或汗、或下而施_{风寒则汗之，谓}

---

① 温：原作"湿"，据《仁斋直指方论》卷之一改。

温散；生冷则下之，谓温利。痰因火动，治火为先；火因气生，理气为本。治火轻者可降，重者从其性而升消；理气微则宜调，甚则究其源而发散。实火可泻，或泻表而或泻里指外感也；虚火宜补，或补阴而或补阳指内伤也。暴病之谓火，怪病之谓痰。寒、热、湿、燥、风五痰有异，温、清、燥、润、散五治不同寒痰温之，热痰清之，湿痰燥之，燥痰润之，风痰散之。有因火而生痰，有因痰而生火。或郁久而成病，或病久而成郁。金、木、水、火、土五郁当分；泄、折、达、发、夺五法宜审金郁泄之，水郁折之，木郁达之，火郁发之，土郁夺之。郁则生火生痰而成病，病则耗气耗血以致虚。病有微甚，治有逆从。微则逆治以寒药治热，以热药治寒，甚则从攻以寒药治热，佐以热药；以热药治寒，佐以寒药。病有本标，急则治标，缓则治本；治分攻补，虚而用补，实而用攻。少壮新邪，专攻是则；老衰久病，兼补为规。久病兼补虚而兼解郁，陈瘕或荡涤而或消溶。积在胃肠，当下而愈；块居经络，宜消而痊。女人气滞瘀血，宜开血而行气；男子阳多乎阴，可补阴以配阳。苁蓉、山药，男子之佳珍补阴故也；香附、缩砂，女人之至宝行气故也。气病血病二者宜分，阳虚阴虚两般勿紊。阳虚气病，昼重而夜轻；血病阴虚，昼轻而夜重。阳虚生寒，寒生湿，湿生热阳为气，为真火；阴虚生火，火生燥，燥生风阴为血，为真水。阳盛阴虚则生火，火逼血而错经妄行；阴盛阳虚则生寒，寒滞气而周身浮肿。阳虚畏外寒阳虚不能卫外，故畏外寒，阴虚生内热阴虚不能配血，故生内热。补阳补气用甘温之品，滋阴滋血宜苦寒之流。调气贵用辛凉气属阳，无形者也。气郁则发热，故宜用辛凉之药以散之，和血必须辛热血属阴，有形者也。血积则作痛，故宜用辛热之药以开之。阳气为阴血之引导，阴血乃阳气之依归。阳虚补阳而阴虚滋阴，气病调气而血病和血。阴阳两虚惟补其阳，阳生而阴长；气血俱病只调其气，气行而血随。藏冰发冰以节阳气之燔①，滋水养水以制心火之亢。火降水升，其人无病；阴平阳秘，我体长春。小儿纯阳而无阴，老者多气而少血。肥人气虚有痰，宜豁痰而补气；瘦者血虚有火，可泻火以滋阴。膏粱无厌发痈疽，热燥所使；淡薄不堪生肿胀，寒湿而然。北地耸高，宜清热而润燥；南方洿②下，可散湿以温寒。病机既明，用药勿忒。

伤寒总论赋

伤寒为病，反复变迁。赖先师究详之遗旨，成后学诊治之良筌③。太阳则头痛、身④热、脊强；阳明则目痛、鼻干、不眠。少阳耳聋胁痛，寒热呕而口⑤为之苦；太阴腹满自利，尺寸⑥沉而津不到咽⑦。少阴舌干口燥，厥阴烦满缩囊。一二日可发表而散，三四日宜和解而痊。五六日便实方可议下，七八日不解又复再传。日传二经，名为两感；经传六日，应无一痊。太阳无汗，麻黄为最；太阳有汗，桂枝可先。小柴胡为少阳之要领，大柴胡行阳明之秘坚。至三阴则难拘定法，或可温而或可下；宜数变以曲全生意，或可圆而或可方。

---

①　燔：原作"潘"，据《仁斋直指方论》卷之一改。燔，火烧，焚烧。
②　洿（wū 乌）：凹陷，低洼之地。
③　筌（quán 全）：本义指捕鱼竹器，引申为工具、手段。
④　身：原作"势"，据《医方捷径指南全书》卷之三改。
⑤　口：原作"舌"，据《医方捷径指南全书》卷之三改。
⑥　寸：原作"脉"，据《医方捷径指南全书》卷之三改。
⑦　到咽：原作"至干"，据《医方捷径指南全书》卷之三改。

认明**伤寒**入门捷法**诗**

伤寒治法悉分明，头疼鼻塞太阳经宜表汗。

汗出多时烦渴甚宜通利，传来此证属阳明宜用大柴胡汤。

热未解时心烦闷宜用小承气汤，少阳经里是知音宜用小柴胡汤。

若言太阴真口诀用承气汤，腹中痛满最分明宜下。

小便秘涩宜审辨用五苓散，少阴经里是真情宜下。

厥阴不渴体常冷用附子、干姜之类，热退凉生手足冰。

细认六经心肺别，阴阳认实验如神。

伤寒辨证诗

欲问伤寒者，先须有定名。阳经多体热，阴证少头疼。

补汤须宜熟，利药不嫌生。了了心中事，遥遥指下明。

《百问①》真条贯，《千金》作典型。名贤思济世，注列在仙经。

伤寒证治总略诗

发热增②寒体痛时，脉浮无汗怎生医。十神五积香苏散，有汗伤风用桂枝。

汗后仍前病不除，三朝四日莫踌躇。或用参苏或败毒，加

---

① 百问：问，原作"万"，据《普济方》卷一百二十二伤寒门改。百问，当是指北宋名医朱肱所著之《伤寒百问》，为《南阳活人书》的最初版本。

② 增：《医方捷径指南全书》卷之三伤寒至捷法歌作"憎"。增，通"憎"，厌恶。

些凉剂病当舒。

病传入里腹膨满，口干热甚小柴管。病若仍前热泄多，只用①柴苓汤一碗。

六日七日病转热，前后不通好水啜。或有乱语及寻衣，大柴承气可通别。

下后仍前热不休，黄连解毒免人忧。病后虚烦热已静，白虎竹叶石膏搜。

阳厥还须用大柴，不然承气也通挨。阴厥四逆并真武，三建加之自忖裁。

胸膈停痰气闷时，可将瓜蒂吐之宜。怔忡水停微有喘，青龙十枣最堪题。

阳毒发斑是如何，栀子大黄黑奴②科。咽喉肿痛还会治，甘桔汤中也要过。

膈痰冷气如何治，理中丸子君须记。去血还须抵当汤，噫气不绝旋覆辈。

小便不通五苓宜，猪苓八正皆曰奇。大便不通蜜导法，硝黄服后熨其脐。

热吐五苓半夏加，冷吐四逆茱萸佳。狐惑声嗄人不晓，大黄牡蛎③众堪夸。

发黄栀子柏皮同，退疸茵陈极有功。治蜃④桃仁犀角类，大黄甘遂解结胸。

---

① 用：原作"因"，据蜚英书局本改。
② 黑奴：奴，原作"参"，据《医方捷径指南全书》卷之三改。黑奴，即黑奴丸，出《肘后方》，方由灶突墨、小麦奴、大黄等组成，治阳毒发斑。
③ 蛎：原作"砺"，据蜚英书局本改。
④ 蜃：原作"应"，据《医方捷径指南全书》卷之三改。

昏沉多睡葳蕤汤，烦燥无眠酸枣方。少阴自利白通美，脚气续命越婢当。

柔痉桂枝加干葛，刚痉麻黄葛根活。阴证似阳四逆宜，阳证似阴白虎夺。

食复①劳伤怎生医，枳实栀子内中追。阴易阳易如何治，烧裈鼠屎汤要知。

吐蛔乌梅与理中，风湿黄芩术附通。腹中急痛如何治，桂枝纳于大黄中。

吐血解毒与三黄，筋惕肉瞤真武汤。肺实喘嗽青龙美，衄血不止茅花②强。

往来寒热成瘟疟，小柴胡汤还可托。咳逆皆因胃有寒，乳下艾灸羌附单。

热深咳逆成阳厥，大小柴胡自可攀。此是医家入门法，更宜自己用心参。

论中风歌

中风之证类多般，偏枯风痱并风懿。风痹四者本同宗，中人心肝脾肾肺。

半身不遂肉顽麻，不知人事昏沉睡。手足抽掣痰涎壅，荣卫因虚所由致。

治法顺气③与疏风，乌药顺气散当知试。小续命汤兼排风汤，甚者三生饮为最。

---

① 复：原作"后"，据《医方捷径指南全书》卷之三改。
② 茅花：茅，原作"芜"，据《医方捷径指南全书》卷之三改。茅花，即茅花汤，出《外台秘要》，治伤寒鼻衄不止。
③ 气：原作"时"，据《医方捷径指南全书》卷之三改。

【附方】四肢顽麻，骨节疼痛，瘫痪，言语蹇涩用乌药顺气散。若增寒壮热加葱白三寸，阴积浮肿合五苓散，麻痹痛极合三五七散，二三年不能行合独活寄生汤；半身不遂，口眼㖞斜用小续命汤；若脉沉无热者用三生饮；狂言风毒、脚气肿痛用排风汤；鼻塞声重用人参顺气散；止泻去湿用顺风匀气散；又煎汤洗方用荆芥散，荆芥、苦参、白芷、羌活、独活、防风各等分，煎汤洗；又外应散，羌活、独活、藁本、荆芥、苦参、防风、白芷、紫苏、藿香、大蓼、杉木、川椒、樟叶、石楠皮、姜、葱煎汤洗；又八仙散，白芷、防风、荆芥、苦参、川芎、羌活、威灵仙、何首乌煎汤洗；又椿、槐、榆、柳、桑条煎汤洗。

论中寒歌

中寒之证肾为根，肾气虚而寒易侵。气弱体虚调护失，乘凉卧地也伤人。

四肢僵直俱厥冷，昏迷腹冷口失音。治法只宜温散药，五积理中里面寻。

【附方】用理中汤，又附子理中汤，又生料五积散。

论中暑歌

伤暑夏至日后病热为暑做出多般病，入心包络与胃[①]应。胃气稍虚夏暑行，暑入口牙心生病。

口渴心烦皆闷沉，或为吐泻热不定。四肢厥冷脉微虚，身体但无头疼证。

驱暑和中二事先，香薷五苓堪立应。常服六和汤最宜，外

---

① 胃：原作"口"，据《医方捷径指南全书》卷之三改。

热内寒理中正。

【附方】伏暑口燥咽干，或吐或泻用香薷散，气实加黄连，名黄连香薷散；烦渴、身热头疼、霍乱吐泻、小便赤少用五苓散合香薷汤，名薷苓汤；气脉俱虚用理中汤；两脚转筋、四肢厥冷用六和汤。

论中湿歌

问君何以知中湿，染于杳冥不自识。非专雨水是湿根，天气地气汗气亦。

中人身体觉重沉，骨肉酸麻行不疾。渐加浮肿及身黄，治法利便除身湿。

五苓除湿渗湿先，加减消详用五积。又有风湿腰痛疼，独活寄生汤可食。

【附方】呕逆浮肿用五苓散加平胃散，治湿常用。又除湿汤治中湿，用苍术、白术、甘草、茯苓、干姜、橘红、丁香各等分，姜、枣、水（一盏半）煎，不拘时服；腰脚酸疼、浑身麻痹用五积散；风湿、虚弱、寒热用独活寄生汤。

论疟证歌

夏伤于暑秋发疟，邪气正气相交作。又因饮食不调匀，生冷停痰寒热搏。

先寒后热多有之，先热后寒亦有作。一日一发为易治，二日三日难捉摸。

治法消暑与除痰，先服柴苓汤的确。次用截疟鬼哭丹，清脾饮是寻常药。

【附方】分阴阳、利小便柴苓汤，用小柴胡汤合五苓散，即柴苓汤；截疟如神鬼哭丹，人参二钱，雄黄、绿豆粉各一钱，用端午粽捣为丸，如绿豆大。临发之日，空心面东，冷水吞一丸或三丸。又斩鬼丹，茅山苍术、石菖蒲各一两，自泥五钱，捣端阳粽为丸，分作一百丸，朱砂为衣，临发之日先用一丸浸清茶一盏，次早温服。

论痢证歌

借问何故而成痢，盖因物积并气滞。物欲出时气不行，脾胃不和饮食致①。

夏月过食生冷物，及至秋来有如是。单红单白并赤白，医者只将三等则。

单红主热单白冷，冷热不和兼赤白。红痢解毒兼香薷。枳壳棱莪三用得。

参苓白术加木香，久痢不止亦堪啜。我有神仙换骨丹，一服当先功莫测。

【附方】红痢黄连解毒汤；冷热不调、赤白相杂、脐腹痛疼、脓血并下、里急后重、脱肛便血真人养脏汤，大小皆服。又方香连丸，用川连、茱萸、木香，醋糊为丸，如梧桐子大，五更空心清米汤服二十五丸。或香薷汤亦好；虚弱腹痛胃风②汤；血痢地榆散，若纯白及紫血、肠滑不禁、不可服；脾胃虚弱、不进饮食参苓白术散，噤③口多加石莲肉；积滞、惊热神仙换骨丹。

---

① 致：原作"至"，据《医方捷径指南全书》卷之四改。
② 风：原作"气"，据《医方捷径指南全书》卷之四改。
③ 噤：原作"禁"，据《医方捷径指南全书》卷之四改。

论咳嗽歌

肺为华盖居上膈，只喜清虚嫌滞塞。七情①四气有一触②，发而为喘而为咯。

肺气风寒嗽嗽者兼血，阴也；咳者动气，阳也清痰，其声清利无他说。

肺气风热痰白稠，其声干燥多咽嗌。苏沉九宝治风寒，人参败毒除风热。

四季参苏饮可兼，秋天金沸草奇绝。肺痿咯血甘桔汤，加上黄连真秘诀。

【附方】咳嗽连绵、哮吼不睡苏沉九宝汤；发热头疼人参败毒散；上焦有热、咳嗽声重参苏饮；肺受风、头昏、声重、涕稠金沸草散；风痰上壅、咽喉肿痛甘桔汤。

论霍乱歌

霍乱吐泻为何因，上吐下泻脚转筋。只缘胃气承虚弱，饮食不调原是根。

日间受热夜感冷，邪气正气浑不分。所以发而为吐泻，治疗随时要酌斟。

藿香正气春冬用，五积严冬可救人。夏月藿苓为要领，六和秋月有神灵。

【附方】春冬霍乱用藿香正气散；浑身麻木用五积散；夏月霍乱用藿苓汤合五积散，一法加木瓜；发热加竹叶、麦冬。又方藿香正

---

① 情：原作"清"，据《医方捷径指南全书》卷之四改。
② 触：原作"浊"，据《医方捷径指南全书》卷之四改。

气散合香薷汤，名藿薷汤。

论水肿歌

水肿之类出乎脾，时医不识乱猜疑。肾水脾土两安固，脾土一亏水无围。

泛滥逆流四肢去，使人浮肿黄光辉。风肿气肿并血肿，阳水阴水也要知。

风肿走注皮麻木，气肿随气消长之。血肿之病如何识，皮间赤缕血痕见。

阳水身热阴水冷，利水和脾总治之。木香流气除三肿，甚者当先通利宜。

阳水身热八正散，阴水身凉胃苓奇。水肿通用牛黄散，香平附子世间稀。

【附方】阴水不烦、二便清利用木香流气饮；利小便、去浮肿用八正散；水肿用牛黄散；阴肿用胃苓散；三肿通治用香平散。

论宿食歌

宿食缘何不克消，只因体弱胃脾娇。最怕过餐生冷食，或成积滞不停调。

吞酸呕恶并噎噫，胸满气膈成热潮。或洒或利无比对，或有头疼等样娇。

医治之法甚容易，审其虚实用药高。轻者三棱红丸子，重者麻黄等件交。

虚寒脾积并感应①，实热神芎黑丸调。但能依此数件药，

---

① 应：原作"顺"，据下文附方"感应丸"改。

不必他方把心操。

【附方】积滞膨胀用三棱丸。食积里实用红丸子，雄黄、川郁金等分，巴豆四十个（去油），醋煮，面糊为丸，如桐子大，每服五丸，加至七丸，热茶清下。喉闭以热茶清调灌。寒冷食积脾积丸。宿物伤脾感应丸，用百草霜一两，杏仁百四十个，丁香两半，木香两半，肉豆蔻二十个，川干姜三两，巴豆七十个，以好酒同黄蜡溶滚，倾出侯冷，取蜡，再用香油熬熟，次下黄蜡四两同化作汁，就锅内乘热拌和前药，为丸，每服三十丸，姜汤下。用油看时，春夏一两，秋冬两半。风热食积神苪丸。吞酸恶心、口吐清水黑丸子，用百草霜三分，杏仁七个，巴豆十个，半夏九个，砂仁七①个，如痢疾加乌梅五个，面糊为丸，如黍米大，每服二三十丸，姜汤下。顺气消导木香分气丸。

论妇科诗

妇人一科有专功，余病皆与男子同。独有胎前并产后，血崩经候滞难通。

常使乌陈和气饮，逍遥散服最多功。四物汤中加减用，怀胎凉燥莫交逢。

【附方】产后病乌陈汤、和气散；劳热咳嗽逍遥散；月水不调四物汤；经闭胀痛玉烛散；经水不调、心腹疼痛只用芎、归二味，名曰君臣散；经闭、结块、疼痛用君臣散加桂心、莪术各等分；赤白带下严氏六合汤，阴中痛加肉桂、附子（炒）五钱，名元戎六合汤；血郁用越鞠丸。

---

① 七：《医方捷径指南全书》卷之四作"三七"。

论儿科诗

小儿医家另有科，一时要用不知何。惊风发热并痰嗽，保命丹吞不可差。

急慢二惊紫金锭，未出痘疹神异磨。吐泻腹疼宜助胃，唇口生疮化毒和。

潮热抱龙惺惺散，呕吐烧针丸用多。诸疳①芦荟皆通用，时医须识免搜罗。

【附方】按前《婴势书》云，小儿二岁已前，虎口第二指上寅、卯关有脉纹见者，可验病状，男左女右，视之脉纹从寅关起不至卯关者，病易治；若连上卯关者，难治；再若侵过辰关者，十难救一；惟小短者，乃为易治也，宜细审之。

如惊风发热保命丹；急慢惊风紫金锭；发热未出痘疹者神异丹；吐泻腹痛助胃膏；唇口生疮五福化毒丹；潮热时作抱龙丸；鼻塞声重似伤寒者惺惺散；疳积芦荟丸；一切疳积大芦荟丸；吐逆、下注泻不止者烧针丸，用黄丹、朱砂、白矾，枣肉为丸，大豆大，每用三四丸戳针尖上向灯焰烧过，研烂，凉米泔调下。泻者食前服，吐者服无定时，又名朱砂丸；焦闷啼哭金箔锁惊丸。

论劳损歌

虚损之病为何缘，坐卧行瞻瞻视也莫等闲。伤骨已知因立久，血气筋肉当保全。

七情五火休飞越，男女房劳莫任宣。阳感损阳自上下，肺应皮毛血脉心。

---

① 疳：原作"症"，据《医方捷径指南全书》卷之四改。

热感损阴自下上，肾伤骨痿缓筋肝。损胃损脾难饮食，医疗补益效虽专。

《内经》曰：久视伤血，久卧伤气，久坐伤肉，久立伤骨，久行伤筋①。若夫七情五心之火飞越，男女声色之欲过淫，是皆虚损之所由也。《机要》曰：虚损之疾，寒热因虚而感也。感阳则损阳，阳虚则阴盛。凡损自上而下，一损损于肺，皮聚而毛落；二损损于心，血脉虚少不能荣于脏腑，妇人则月水不通；三损损于胃，饮食不为肌肤治宜以辛、甘、淡，过于胃则不可治矣。感热则损于阴，阴虚则阳盛。若损自下而上，一损损于肾，骨痿不能起于床；二损损于肝，筋缓不能自收持；三损损于脾，饮食不能消克治宜以苦酸咸，过于脾则不可治矣。又曰：心肺损而色悴，肾肝损而形痿。《难经》曰：治损之法，损肺者益其气；损心者补其荣血；损脾者调其饮食，适其寒温；损肝者缓其中；损肾者益其精②。是皆虚损之病因，治法之大要也。

【附方】虚损方类甚多，难以尽录，欲详治法，当读汤歌。

论死病歌

两感伤寒不须治，阴阳毒过七朝期。黑斑下厥与上③竭，阳病见阴脉者危。

舌卷耳聋囊更缩，阴阳交及摸寻④衣。重暍除中皆不治，唇吻青兮面黑鲞。

---

① 久视伤血……久行伤筋：出自《素问·宣明五气》。
② 治损之法……益其精：出自《难经·十四难》。
③ 上：原作"下"，据《证治准绳》伤寒卷一改。
④ 寻：原作"深"，据《证治准绳》伤寒卷一改。

咳逆不已并脏①结，溲便遗屎便难医。汗出虽多不至足，口张目陷更何为。

喘不休与阴阳易，离经脉见死当知。结胸证具烦躁②甚，直视摇头是死时。

少阳证与阳明合，脉弦长大救时迟。汗后反加脉躁疾，更加脏厥命难追。

虾游屋漏并雀啄，鱼翔弹石解绳推。更有代脉皆不治，以上诸证死无疑。

以上诸证，虽附有治方一二，未免简略，读之不无遗恨。但上卷汤歌已详，此处无庸再赘，故病论周详，方从简略。学者惟参上卷，以通其变可耳！

---

① 脏：原作“肠”，据《证治准绳》伤寒卷一改。
② 躁：原作“燥”，据《证治准绳》伤寒卷一及文义改，下同。

卷四　脉诀

十二经脉歌增润古本，加注详释

手太阴肺经①

手太阴肺脉中焦起，下络大肠肺与大肠相表里胃口行胃之上脘，即贲门。

上膈属肺从肺系即喉管，横从腋下臑肉萦②膊下对腋处名臑，音柔。

前于心与心包脉行少阴心主③之前，下肘循臂骨下④廉臑尽处为肘，肘以下为臂。

遂入寸口上鱼际关前动脉为寸口，大指后肉隆起处名为鱼际，其间穴名，大指内侧爪甲根少商穴至。

支络还从腕后出臂骨尽处为腕，接次指交阳明经大肠。

此经多气而少血，是动则为喘满咳肺主气。

膨膨肺胀缺盆痛肩下横骨陷中名缺盆，阳明胃经穴，两手交督音茂为臂厥。

肺所生病咳上气，喘渴金不生水烦心心脉上肺胸满结脉布胸中。

臑臂之内前廉痛，为厥或为掌中热脉行少阴心主之前，掌心

① 手太阴肺经：此标题原无，据内容补，下同。
② 萦：原作"荣"，据汪昂《经络歌诀》改。
③ 主：原作"于"，据汪昂《经络歌诀》改。
④ 下：原作"上"，据汪昂《经络歌诀》改。

劳宫穴属心包。

肩背痛是气盛有余脉络交于手，上肩背，小便数而欠便频而短或汗出肺主皮毛。

气虚亦痛肩背寒痛溺色变母病及子，少气不足以报息肺虚。

手阳明大肠经

手阳明经大肠脉，次指内侧起商阳本经穴名。

循指上廉出合谷俗名虎口穴，两骨两指歧骨间两筋中间行手背外侧两筋陷中阳溪穴。

循臂入肘外廉行臑外廉，肩髃音隅，肩端两骨前廉柱骨旁上出膀胱经之天①柱骨，会于督脉之大椎。

会此六阳经皆会于大椎，故经文云：上出于柱骨之会上下入缺盆内肩下横骨陷中，络肺下膈属大肠相为表里。

支从缺盆上入颈，斜贯两颊下齿当。

挟口人中鼻下沟洫交左右，上挟鼻孔尽迎香本经穴，经交足阳明。

此经血盛气亦盛，是动齿痛颈亦肿。

是主津液病所生大肠主津，目黄大肠内热口干无津䶊齟动䶊，音求，鼻水；衄，鼻血。

喉痹金燥痛在肩前臑，大指次指痛不用不随人用，皆经脉所过。

足阳明胃经

足阳明胃脉鼻頞起山根，下循鼻外入上齿。

---

① 天：原作"上"，据汪昂《经络歌诀》改。

环唇挟口交承浆下唇①陷中，颐后大迎颊车里腮下为颔，颔下为颐，耳下为颊车。大迎，颔下穴名。

耳前发际至额颅，支循喉咙缺盆入。

下膈属胃络脾宫相为表里，直者下乳挟脐中。

支者起胃口循腹里，下行直合气街逢即气冲。

遂由髀关抵伏兔下膝膑挟膝两筋为膑，一曰膝盖，循胫外廉下足跗足面中指通。

支从中指入大指，厉兑之穴经尽矣交足太阴。

此经多气复多血，振寒呻欠呻吟、呵欠而颜黑。

病至恶见火与人血气盛而热甚，忌闻木声心惕惕阳明土恶木也。

闭户塞牖②欲独处，甚则登高而歌弃衣而走。

贲奔响腹胀脉循腹里，水火相激而作声为骭厥足胫为骭，狂疟湿③淫及汗出阳明湿④多汗。

衄鼽口㖞并唇胗音疹，唇疡。脉挟口环唇，颈肿喉痹循颐循喉腹水肿土制水。

膺乳膺窗、乳中、乳根皆本经乳间穴膝膑股伏兔膝上六寸肉起处，骭外足跗上皆痛。

气盛热在身以前阳明行身之前，有余消谷善饥溺⑤黄甚。

不足身以前皆寒，胃中寒而腹胀壅。

---

① 唇：原作"循"，据汪昂《经络歌诀》改。
② 牖（yǒu 有）：窗户。《说文》："牖，穿壁以木为交窗也。"
③ 湿：汪昂《经络歌诀》作"温"。
④ 湿：汪昂《经络歌诀》作"法"。
⑤ 溺：原作"弱"，据汪昂《经络歌诀》改。

足太阴脾经

太阴脾脉起足大指，循指内侧白肉际。

过核骨后孤拐骨，张景岳曰：非也，即大指后圆骨内踝前胫旁曰踝，上腨音善，足肚也。一作踹，音短，足根也。然经中二字通用循胫膝①股里。

股内前廉入腹中，属脾络胃相为表里上膈通。

挟喉连舌本，舌根也散舌下，支者从胃上膈注心宫。

此经血少而气旺，是动即病舌本强上声。

食则呕出胃脘痛，心中善噫噫，即嗳而腹胀。

得后与气大便、嗳气快然衰病衰，脾病身重脾主肌肉不能动摇。

瘕泄瘕积、泄泻水闭及黄疸脾湿，烦心心痛即胃脘痛食难消食不下。

强立股膝内多肿脾主四肢，不能卧因胃不和。

手少阴心经

手少阴心脉起心经，下膈直络小肠承相为表里。

支者挟咽系目系，直者从心系上肺腾。

下腋循臑后廉出，太阴肺心主心包之后行行二脉之后。

下肘循臂内后廉抵掌后，锐骨之端掌后尖骨小指停少冲穴，交手太阳②。

此经少血而多气，是动咽干少阴火，脉挟咽③心痛应。

---

① 膝：原作"侧"，据汪昂《经络歌诀》改。
② 阳，此字下原衍"下"字，据蜚英书局本删。
③ 咽：原无，据汪昂《经络歌诀》改。

目黄胁痛<small>系目出脉</small>渴欲饮，臂臑内<small>后</small>廉痛掌热蒸。

手太阳小肠经

手太阳经小肠脉，小指之端起少泽<small>本经穴</small>。

循手外侧上腕<small>臂骨尽处为腕</small>出踝中<small>掌侧腕下锐骨为踝</small>，上臂骨下廉出肘内侧。

两筋之间臑外后廉，出肩解<small>脊旁为脊</small>，脊上两角为肩解而绕肩胛<small>肩下成片骨</small>。

交肩之上入缺盆<small>肩下横骨陷中</small>，直络心中循嗌咽。

下膈抵胃属小肠<small>小肠与心为表里</small>，支从缺盆上颈颊。

至目锐眦入耳中<small>至本经听宫穴</small>，支者别颊复上䪼<small>音拙，目下</small>。

抵鼻至于目内眦<small>内角</small>，络颧交足太阳接。

嗌痛颔肿<small>循咽循颈</small>头难回<small>不可以顾</small>，肩似拔兮臑似折<small>出肩循臑</small>。

耳聋目黄肿颊间<small>入耳至眦上颊</small>，是所生病为主液<small>小肠主液</small>。

颈颔肩臑肘臂外廉痛，此经少气而多血。

足太阳膀胱经

足太阳经膀胱脉，目内眦上额交巅。

支者从巅入耳上角，直者从巅络脑间。

还出下项循肩膊<small>肩后之下为膊</small>，挟脊<small>去脊各一寸五分，行十二俞等穴</small>抵腰循膂旋<small>脊旁为膂</small>。

络肾正属膀胱腑<small>相为表里</small>，一支贯臀入腘传<small>从腰脊下，中行，行上、中、下髎等穴，入腘委中穴。膝后曲①处为腘</small>。

<small>① 后曲：原作"外由"，据汪昂《经络歌诀》改。</small>

一支从髆别贯胛脊肉为胛，挟脊去脊各三寸，行附分、魄户、膏肓等穴循髀髀枢，股外为髀合腘行与前入腘者合。

贯腨足肚出踝胫旁曰踝循京骨本经穴，足外侧赤白肉际，小指外侧至阴穴全交足少阴。

此经少气而多血，头痛脊痛腰如折。

目似脱①兮项似拔，腘如结兮腨如裂。

痔脉入肛疟太阳疟狂癫疾并生《癫狂篇》亦有刺太阳经者，衄衄太阳经气不能循经下行，上冲于脑而为衄衄目黄而泪出。

囟项背腰尻苦高切腘腨，病若动时皆痛彻以上病皆经脉所过。

足少阴肾经

足肾经脉属少阴，斜从小指趋足心涌泉穴。

出于然骨一作谷，足内踝骨陷中循内踝，入跟足后根上腨腘内廉寻。

上股内后廉直贯脊会于督脉长强穴，属肾下络膀胱深相为表里。

直者从肾贯肝膈，入肺挟舌本循喉咙。

支者从肺络心上，注于胸膻中交手厥阴心包经。

此经多气而少血，是动病饥不欲食腹内饥而不嗜食。

咳唾有血脉入肺，故咳；肾主唾，肾损，故见血喝喝喘肾气上奔，目䀮瞳子属肾心悬脉络心，水不制火坐起辄②坐而欲起，阴虚不宁。

善恐心惕惕如人将捕之肾志恐，咽肿舌干兼口热少阴火。

---

① 脱：原作"锐"，据汪昂《经络歌诀》改。
② 辄：原作"辙"，据汪昂《经络歌诀》改。

上气肾水溢而为肿心痛或心烦脉络心，黄疸肾水乘脾，或为女劳疸肠澼肾移热于脾、胃、大肠，或痢或便血及痿骨痿厥下不足则上厥。

脊股后廉之内痛，嗜卧少阴病，但欲寐足下热痛切。

手厥阴心包经

手厥阴经心主标，心包下膈络三焦心包与三焦为表里。

起自胸中膻中支者出胁，下腋①三寸循臑内迢。

太阴肺少阴心中间走，入肘下臂两筋超掌后两筋横纹陷中。

行掌心劳宫穴从中指出中冲穴，支从小指次指交小指内之次指，交三焦经。

是经少气原多血，是动则病手心热肘臂挛急腋下肿，甚则支满在胸胁，心中憺憺②时大动，面赤目黄笑不歇。

是主脉所生病者心主脉，掌热心烦心痛掣皆经脉所过。

手少阳三焦经

手少阳经三焦脉，起手小指次指间无名指关冲③穴。

循腕表手背出臂外之两骨天井穴，贯肘循臑外上肩。

交出足少阳胆之后，入缺盆布膻中传两乳中间。

散络心包而下膈，循属三焦表里联三焦与心包为表里。

支从膻中缺盆出，上项出耳上角巅。

以屈下颊而至颐，支从耳后入耳中缘。

---

① 腋：原作"液"，据汪昂《经络歌诀》改。
② 憺憺：安然，镇静。《说文》："憺，安也。"
③ 冲：原作"中"，据汪昂《经络歌诀》改。

出走耳前过胆经客主①人穴交两颊，至目锐眦外角胆经连交足少阳。

是经少血还多气，耳聋嗌肿及喉痹少阳相火。

气所生病气分三焦、心包，皆主相火汗出多火蒸为汗，颊肿痛及目锐眦。

耳后肩臑肘臂外，皆痛废及小次指小指、次指不用。

足少阳胆经

足少阳脉胆之经，起于两目锐眦边。

上抵头角下耳后，循颈行手少阳前三焦。

至肩却出少阳后，入缺盆中支者分。

耳后入耳中耳前走，支别锐眦下大迎胃经穴，在颔前一②寸三分动脉陷中。

合手少阳抵于颐目下，下加颊车下颈连。

复合缺盆下胸贯膈，络肝属胆表里萦相为表里。

循胁里向气街出挟脐四寸动脉，绕毛际入髀厌横横入。髀厌，即髀枢。

直者从缺盆下腋③，循胸季胁过章门胁骨下为季胁，即肝经章门穴。

下合髀厌即髀枢髀阳外循髀④外行太阳、阳明之间，出膝外廉外辅骨，即膝下两旁高骨缘。

下抵绝骨出外踝外踝以上为绝骨，少阳行身侧，故每言外，循

---

① 主：原作"上"，据汪昂《经络歌诀》改。
② 一：原作"二"，据汪昂《经络歌诀》改。
③ 腋：原作"液"，据汪昂《经络歌诀》改。
④ 髀：原作"经"，据汪昂《经络歌诀》改。

跗足面入小次指间。

支者别跗入大指，循指岐骨出其端足大指本节后为岐骨，交肝经。

此经多气而少血，是动口苦胆汁上溢善太息木气不舒。

心胁疼痛转侧难，足热足外反热面尘体无泽木郁不能生荣。

头痛颔痛锐眦痛，缺盆肿痛亦肿胁。

马刀挟瘿颈腋生少阳疽[1]疡，坚而不溃，汗出少阳相火振寒多疟疾少阳居半表半里，故疟发寒热，多属少阳。

胸胁髀膝外胫绝骨，外踝皆痛及诸节皆经脉所过。

足厥阴肝经

足厥阴肝脉所终，大指之端毛际丛起大敦穴。

循足跗上廉上内踝中封穴，出太阴后髀脉之后入腘中内廉。

循股阴入毛中绕阴器，上抵小腹挟胃通。

属肝络胆相为表里上贯膈，布于胁肋循喉咙之后。

上入颃颡咽颡，本篇后又云络舌本连目系，出额会督顶巅逢与督脉会于巅百会穴。

支者复从目系出，下行颊里交环唇。

支者从肝别贯膈，上注于肺乃交宫交于肺经。

是经血多而气少，腰痛俯仰难为工不可俯仰。

妇少腹肿男㿉疝脉抵小腹，环阴器，嗌干脉后喉咙脱色面尘蒙木郁。

胸满呕逆及飧泄木克土，狐疝遗尿肝虚或闭癃肝火。

---

① 疽：原作"痛"，据汪昂《经络歌诀》改。

脉诀秘传

首列药性之温凉，次载医方之补泻，可以言医矣！恨无脉诀，可乎？脉诀之理，在于经络，经络不明，知脉奚属？余所以不惮烦瘁，谨于经络歌诀后详绘以图，俾学者观如指掌，再将脉诀诸秘传汇附于末。然脉理倘能精妙，指下则日夕生人，不异神仙度世，余于同志有厚望焉。

十二经络图

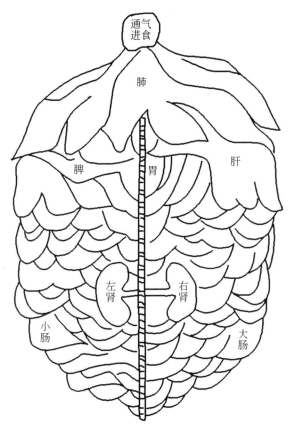

图 1　脏腑正面图

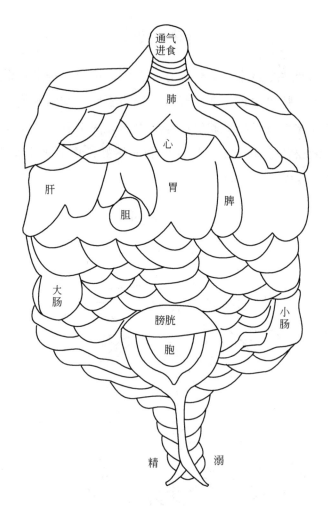

通气
进食

肺

心

肝

胃

胆

脾

大
肠

膀胱
胞

小
肠

精　溺

图 2　脏腑背面图

心脏图形如未敷莲花，重十二两，中有七孔三毛，盛精汁三合，附脊第五椎

补枣仁、麦门冬、远志、山药、当归、天竺黄；

泻贝母、延胡索、黄连、木香；

温丁香①、石菖蒲；

凉竹叶、牛黄、朱砂、连翘、犀角；

引经独活、细辛。

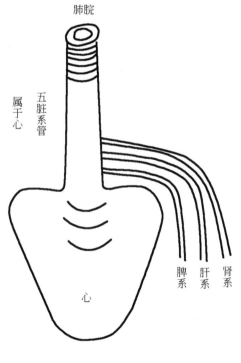

图 3　心脏图

---

① 丁香：《丹台玉案·卷之一·灵兰秘典篇》作"藿香"。

肝脏图肝重四斤四两，左三右四凡七叶，附脊第九椎

补木瓜、阿胶、薏苡仁、枣仁；

泻青皮、芍药、柴胡、青黛；

温木香、肉桂、吴茱萸；

凉甘菊、车前子、黄连、龙胆草；

引经：柴胡本经，川芎行上，青皮行下。

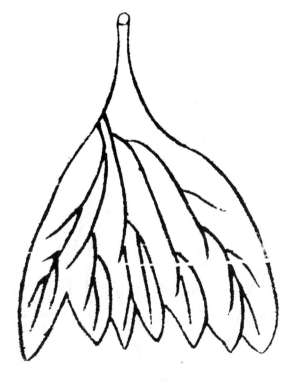

图 4　肝脏图

胃腑图胃重二斤十四两，纤曲屈伸，
长二①尺六寸，大一尺五寸，径五寸，容谷二斗、水一斗五升

补白术、莲子、芡实、陈皮、扁豆、黄芪、山药、半夏、百合、
苍术；

泻枳实、朴硝、大黄；

温藿香、厚朴、益智、丁香、吴茱萸、草白肉三样豆蔻、良姜、
干姜、香附、木香、胡椒。

凉滑石、石膏、石斛、玄明粉、黄连、黄芩、天花粉、山栀、升
麻、连翘、葛根、竹茹、知母；

引经：升麻、白芷、干葛上行，石膏下行。

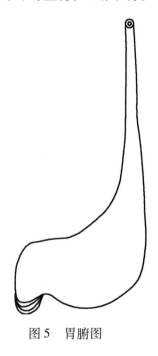

图 5　胃腑图

---

① 二：原作"三"，据《灵枢·平人绝谷》及《丹台玉案》卷之一改。

大肠腑图 大肠重二斤十二两，长二丈一尺，广四寸，径一寸，当脐右回叠积十六曲，盛谷一斗、水七升半

补牡蛎、肉豆蔻、诃黎勒、五倍子、龙骨、莲子、粟壳；

泻枳壳、桃仁、麻仁、芒硝、大黄、槟榔、石斛；

温干姜、肉桂、吴茱萸；

凉槐花，条芩①；

引经：葛根、白芷、升麻上升，石膏行下。

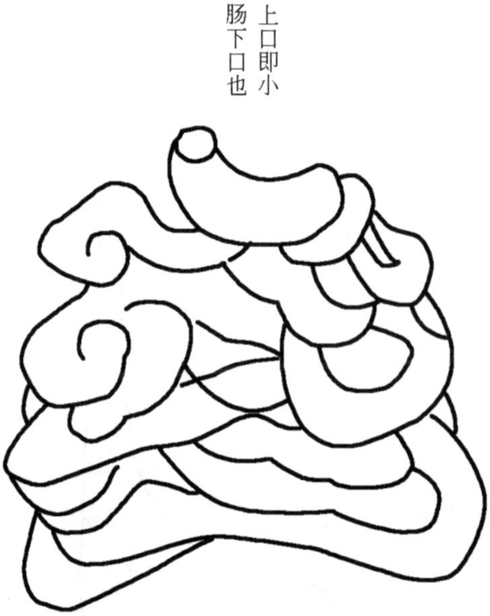

肠上口即小
下口也

图6 大肠腑图

---

① 芩：原无，据《丹台玉案》卷之一补。

小肠腑图 小肠重二斤十四两，长三丈二尺，广二寸半，径八分，分之少半。左回叠积十六曲，容谷二斗四升、水六升三合，合之大半

补牡蛎、石斛；

泻荔枝子、葱白、紫苏、木通；

温小茴香、大茴香、乌药；

凉天花粉、黄芩；

引经：藁本、羌活行上，黄柏行下。

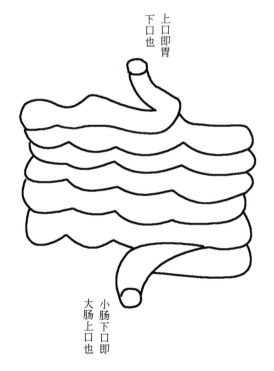

图7　小肠腑图

膀胱腑图 膀胱重九两二铢，纵横九寸，盛溺九升九合，广二寸半

补橘核、菖蒲、龙骨、续断、益智仁；

泻芒硝、滑石、泽泻、车前子；

温茴香、乌药；

凉生地、甘草梢、黄柏；

引经：藁本、羌活行上，黄柏行下。

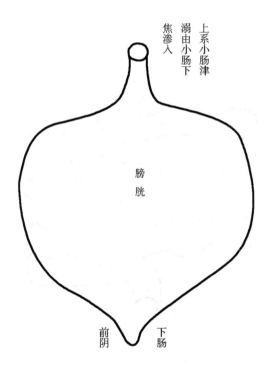

图8　膀胱腑图

脾脏图 脾重二斤二两，扁广三寸，长五寸，有散膏半斤

补人参、白术、黄芪、莲子、芡实、陈皮、扁豆、甘草、山药、苍术；

泻枳实、青皮、石膏；

温丁香、藿香、胡椒、良姜、附子、官桂、吴茱萸；

凉滑石、玄明粉；

引经升麻、白芍药。

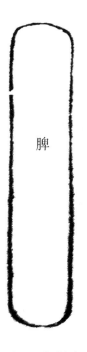

脾

图9 脾脏图

肺脏图 肺重三斤三两，六叶两耳，凡八叶，附脊第三椎

补人参、黄芪、五味子、山药、紫菀、百部、茯苓、麦门冬、阿胶；

泻防风、葶苈、桑白皮、枳壳、泽泻、苏子；

温干姜、生姜、款冬花、木香、白豆蔻；

凉沙参、玄参、天门冬、贝母、桔梗、瓜蒌仁、枯芩、马兜铃、山栀，人溺；

引经葱白、升麻、白芷。

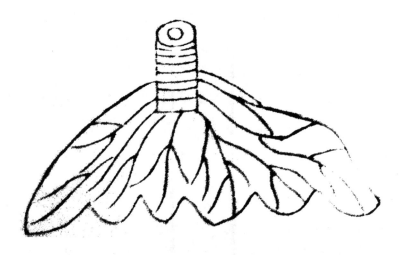

图 10　肺脏图

肾脏图肾有两枚，形如扁①豆，重一斤一两，

附脊第十四椎，当胃下两旁，前后与脐平直

补芡实、地黄、龙骨、虎骨、牡蛎、桑螵蛸、龟板、山药②、锁
阳、杜仲、五味子、枸杞、山茱萸、牛膝；

泻泽泻、知母；

温附子、肉桂、破故纸、鹿茸、沉香、膃肭脐；

凉黄柏、知母、牡丹皮、地骨皮；

引经独活、肉桂。

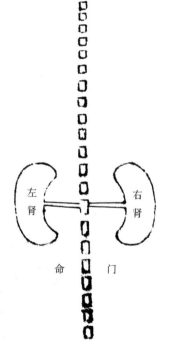

图 11 肾脏图

---

① 扁：《丹台玉案》卷之一作"瓯"。

② 药：原无，据《丹台玉案》卷之一补。

胆腑图 胆在肝之短叶间，重三两三铢，藏精汁三合，状如瓶

补龙胆草、木通；

泻青皮、柴胡；

温半夏、生姜、陈皮、川芎；

凉黄连、竹茹；

引经：川芎上行，柴胡本经，青皮下行。

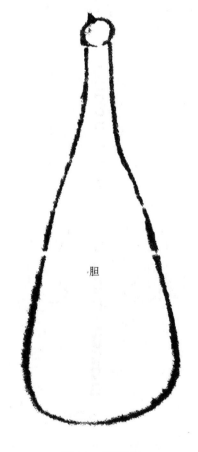

胆

图 12　胆腑图

五脏外见之图

如病人面青，或好呼，或喜酸，或泣，或怒数，内有一发见于外者，知其肝经受病也，余脏仿此而推之。

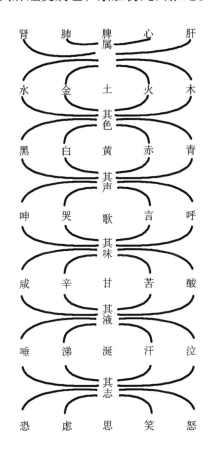

图 13　五脏外见之图

五脏外应之图

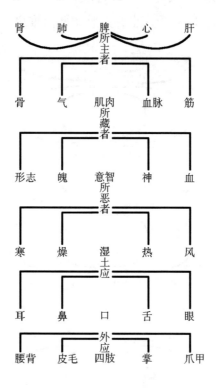

图 14 五脏外应之图

三焦无图说

十二经络中惟三焦无图者，上焦如雾，中焦如沤①，下焦如渎，有象无质，即上、中、下三部脏腑空处是也，故无形可绘，所以无图也。

补黄芪、甘草、益智仁；

泻泽泻；

温附子；

凉石膏、地骨皮；

引经：柴胡、川芎行上，青皮行下。

诊脉总诀前图所载部位、脉络，若此部此位有病，

脉则主此处有病，毫发不差，但审六气，知其作何病为异耳

诊脉之法，先要定得三部位两手寸、关、尺，以及左关前一分人迎、右关前一分气口是也，识得十二经络五脏、六腑、三焦是也，以及五脏配五行，四时生克之理。又要知得脉之息数以分浮、沉、迟、数、滑、涩及诸脉阴阳主病之原。先以中指揣摩掌后，小高骨就是关脉，然后下前后二指。又人长疏排指，人短密排指，人瘦轻取之，人肥重取之，人急脉急，人缓脉缓，此又在指下之变通耳。又有反关脉在三部之后或臂侧，若过寸口上鱼际者，又名鱼际脉，有左大右小者、左小右大者，有贵人两手清微如无者、两手俱洪大者。业岐黄者，诊脉之间，欲神其术，宁不用心乎！

又左寸口心与小肠之脉所出，君火也，左关部肝与胆之脉所

---

① 沤：原作"沥"，据《灵枢·营卫生会》改。

出，风木也，左尺部肾与膀胱之脉所出，寒水也，右寸口肺与大肠之脉所出，燥金也，右关部脾与胃之脉所出，湿土也，右尺部命门与三焦之脉所出，相火也。盖五脏者，藏精气而不泻，满而不能实；六腑者，传化物而不藏，实而不能满。故脉起于中焦，饮食入口藏于胃，精之化注于手太阴肺、手阳明大肠、足阳明胃、足太阴脾、手少阴心、手太阳小肠、足太阳膀胱、足少阴肾、手厥阴心包、手少阳三焦①、足厥阴肝，复注于手太阴肺，循环灌溉，朝于人迎、寸口，以处百病而决生死。

夫以对待言，则左能克右如左寸火克右寸金之类，有夫妇之别、君臣之道也；以循环言，则左右相生如左尺水能生左关木，右寸金能生左尺水之类。左右相生，则有子母之亲也。故书云：虚则补母，实则泻子如水生木，是水为母，木为子。木复生火，是木受窃气，故水怒而克火，所谓子逢窃气，母乃力争火又生土，是火为母，土为子。土见火被水克，故怒而克水，所谓母被鬼伤，子来力救如肝木有余，是肺金不足，金不能克木，故木无所畏，其气有余，反激肺金而乘其脾土也。故曰薄②所不胜而乘所胜，此五脏之气内相淫并为病也。又如肝木气少不及则不能以制土，土无所畏而遂妄行，乃凌其肾水矣，故曰所胜妄行，而所生者受病也，肝木之气不平则肺金之气自薄矣，故曰所不胜薄之也。盖木气不平，土金交薄，相迫为病，故曰气迫也相生、相克、相胜辗然无穷，举一以例其余也。此言脉之大略也，欲详部属，当阅手图，后绘手图。

---

① 焦：原无，据蜚英书局本补。

② 薄：通"迫"，迫近，接近。《易·说卦》："雷风相薄。"

右手表里图

尺下：表三焦手少阳经；里命门半表里，心包络厥阴经。

关中：表胃脉足阳明经；里脾脉当作三层看，足少阴脾经。

寸口：表大肠手阳明经；里肺脉手太阴肺经。

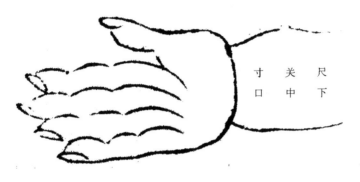

图 15　右手表里图

左手表里图

尺下：表膀胱脉足太阳经；里肾脉足少阴肾经。

关中：表胆脉足少阳经；里肝脉足厥阴肝经。

寸口：表小肠脉手太阳经；里心脉手少阴心经。

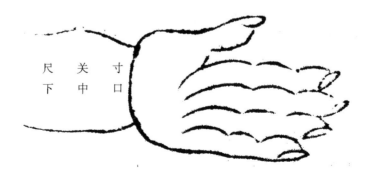

图 16　左手表里图

右手经络图

前：头至腹。

后：背至足。

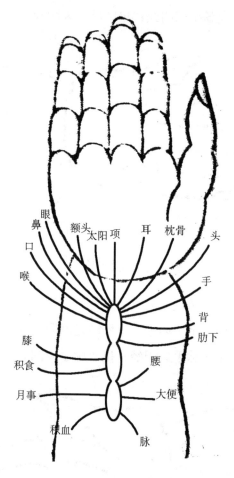

图 17　右手经络图

左手经络图

内：胸。

外：背。

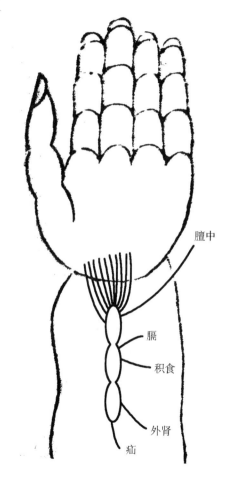

膻中

膈

积食

外肾

疝

图 18　左手经络图

详证脉照图

假如经脉者若十二月也。

络脉者若三百六十日也。

孙脉者若四千三百二十时也，人亦如一小天地，于此则可见矣。

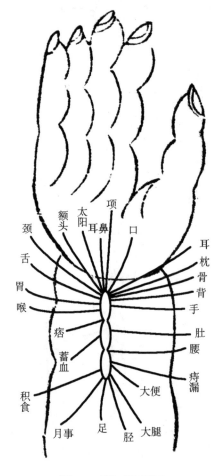

图 19　详证脉照图

轮经络孙图

经、孙直。

轮、络横。

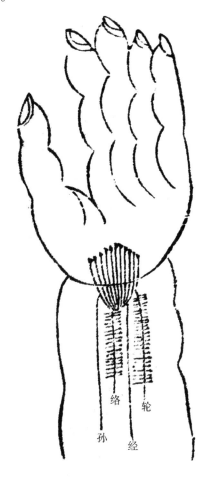

图 20　轮经络孙图

脉分四时

何为四时之脉？春弦、夏钩、秋毛、冬石。春日脉浮，如鱼游在波，虽出犹未全浮，故其脉弦而长。夏日在肤，阳气太盛，故其脉来有力，浮大而散。秋日下肤，随阳气渐降，将欲藏去，故其脉来浮涩而短。冬日在骨，阳气伏藏，故其脉沉濡软滑。若辰、戌、丑、未四季月脉迟缓者，谓土性厚重，其脉来和缓而大。但四时之脉，虽有弦、钩、毛、石之分，然春三月六部中俱带弦，夏三月俱带洪，秋三月俱带浮，冬三月俱带沉。六部内按之，又兼和缓为有胃气，此无病之脉也。若乃见弦、钩、毛、石而无和缓，此是真脏之脉，人不病而死也。大抵脉者，气血之先也，气血盛则脉盛，气血衰则脉衰，气血热则脉数，气血寒则脉迟，气血壮则脉大，气血微则脉小，气血和则脉平。此皆四时之别，血气之征也，业医者宜先审之。

脉辨应经

以脉之大纲言之，初持脉，轻手候之，脉见于皮肤之间者，阳也，腑也，心肺之应也。盖心肺在①上，故其脉皆浮，若浮、大而散者，心也。浮、涩而短者，肺也。重手按之，脉附于肌肉之下者，阴也，脏也，肝肾之应也。盖肝肾在下，故其脉皆沉。若弦而长者，肝也。沉而软滑者，肾也。不轻不重，中而取之，脉应于肌肉之间，阴阳相适，中和之应，脾胃之候也。盖脾居中州，故脉缓而大。此五脏不病之平脉也，诊视者必熟知平脉，然后可以辨病脉也。若短小而见于皮肤之间者，阴乘

---

① 在：原作"右"，据《古今医鉴》卷之一脉诀改。

阳也。洪大而见于肌肉之下者，阳乘阴也。寸尺皆然，不可不辨也。

取脉捷诀

以十二经络细分之，脉有浮沉，诊有轻重也。

左寸先以轻手得之，是小肠属表；后以重手如六菽之重得之，是心属里。心在肺下，主血脉，心脉循血脉而行，按至血脉而得为浮；稍加力，脉道粗大为大；又稍加力，脉道润软而散，此乃浮大而散，不病之脉也。若出于血脉之上，见于皮肤之间，是其浮也；入于血脉之下，见于筋骨之分，是其沉也。

左关先以轻手得之，是胆属表；后以重手如十二菽之重得之，是肝属里。肝在脾下，主筋。肝脉循筋而行，按至筋平，脉道①如筝弦者为弦；又稍加力，脉道迢迢为长，此弦长不病之脉也。若出于筋上，见于皮肤血脉之间，是其浮也；入于筋下，见于骨上，是其沉也。

左尺先以轻手得之，是膀胱属表；后以重手如十五菽之重得之，是肾属里。肾在肝下，主骨。肾脉循骨而行，按至骨上得之为沉；又重手按之，脉道无力者为濡；举指来疾流利者为滑。此乃沉濡而滑，不病之脉也。若出于骨上，见于皮肤、血脉、筋肉之间，是其浮也；入而至于骨，是其沉也。

右寸先以轻手得之，是大肠属表；后以重手如三菽之重得之，是肺属里。肺居最高，主皮毛。肺脉循皮毛而行，按至皮毛而得为浮；稍加力，脉道不利为涩；又稍加力，脉道缩入关中，上半指不动，下半指微动为短。此乃浮涩而短，不病之脉

---

① 道：原作"迫"，据《古今医鉴》卷之一脉诀改。

也。若出于皮毛之上，见于皮肤之表，是其浮也；入于血脉筋肉之分，是其沉也。

右关先以轻手得之，是胃属表；后以重手如九菽之重得之，是脾属里。脾在心下，主肌肉。脾脉循肌肉而行，按至肌肉，脉道如微风轻扬柳梢之状为缓；稍加力，脉道敦实为大。此乃为缓大，不病之脉也。若出于肌肉之上，见于皮毛之间，是其浮也；入于肌肉之下，见于筋骨之分，是其沉也。

右尺先以轻手得之，是三焦为表；后以重手得之，是命门为里，为相火，气与肾通也。

又有三部九候之诀，寸、关、尺与浮、中、沉也。三部各有浮、中、沉，为九候。浮主皮肤，候表、腑；中主肌肉，候胃、气，沉主筋骨，候里、脏。寸为阳，为上部，法天，为心肺，应上焦，主心、胸以上至头之有疾也；关为阴阳之中，为中部，法人，为肝脾，应中焦，主膈以下至脐之有疾也；尺为阴，为下部，法地，为肾、命，应下焦，主脐以下至足之有疾也。此三部诊候之大法也。

又脉有上、下、来、去、至、止，此六字不明，则阴阳虚实不别也。上、来、至为阳，下、去、止为阴。上者自尺部上于寸口，阳生于阴也；下者自寸口下于尺部，阴生于阳也。来者自骨肉之分而出于皮肤之际，气之升也；去者自皮肤之际而还于骨肉之分，气之降也。应曰至，息曰止也。此别阴阳虚实之捷诀也。

脉有生克

何谓生克？谓五行有相生金生水、水生木、木生火、火生土、土生金相克金克木、木克土、土克水、水克火、火克金也。凡遇相生者吉心见缓、肝见洪、肺见沉之类，是子扶养于母，遇我之所生也，虽病易瘥。至如肾病传肝、肝病传心之类，此母来抑子，病虽不死，亦延绵日久矣。**相克者凶**心见沉细，肝见短涩，肾见迟缓，肺见洪大，脾见弦长，皆遇克也，为鬼贼相侵，危证也。**我克者为妻，克我者为鬼**如春属木脉见脾土，是夫得妻脉也。妻来乘夫，虽非正克，然春中独见脾脉，土乘木衰，土乘之，则生金来克木耳。若肝脉弦缓，而本部尚有，脾土虽乘之，为微邪，不足虑也；若本脉全无，而独见脾缓之脉，为害必矣。此阴阳生克之理，辨之尤不可不急也。《脉赋》云：假令春得肺脉为鬼，心脉为儿，肾脉为母，脾脉为妻。故曰：春得脾而莫疗，冬见心而不治，夏得肺而难瘥，秋得肝亦何疑。此即四时休旺以例生克之义也。然人脉之息数，出气为呼，入气为吸，一呼一吸为一息。一息之间，脉来四至或五至为平和，不大不小，和缓舒畅，此无病之脉也；至于三迟二败，冷而危；六数七极，热之甚；八脱九死，极于十一二至，与夫奄奄两息一至，则又散而为变也。如六数七极，热也，脉中有力，为有神矣，当泄其热；三迟二败，寒也，脉中有力，为有神矣，当去其寒；若数极、迟败中不复有力，为无神也，将何所恃耶！是可与之决死期矣。

脉分同类

脉理大要，不出于浮、沉、迟、数、滑、涩六者。轻得为浮，为阳，在表，为风，为虚，脉在肉上行，芤、洪、散、大、长、濡、弦皆轻手而得之类也；重得为沉，为阴，在里，为湿，为实，脉在肉下行，伏、石、短、细、牢、实皆重手而得之类也。迟、数之脉，以己呼吸之息取之。迟为阴，在脏，为寒，为冷，迟则不急，一息二三至，而濡、缓皆迟之类也；数为阳，在腑，为热，为燥，数则来速，一息六七至，而疾、促皆数之类也。滑、涩之脉，以脉往来之形察之。滑为血多气少，为血有余；涩为气多血少，为气独滞。是即浮、沉、迟、数、滑、涩六脉中类同之分，诊家之要法也。使辨之不精，分之不确，何以识阴阳、知虚实以诀其病也。

脉分男女

男脉左常大于右为顺，女脉右常大于左为顺。男脉在关上，女脉在关下。男尺脉常弱，寸脉常盛；女尺脉常盛，寸脉常弱，是其常也。男得女脉为不足，女得男脉为太过。是以男子不可久泻，女子不可久吐。上部有脉，下部无脉，其人当吐，不吐必死；上部无脉，下部有脉，病虽重不死，何也？盖人有尺脉，谓有元气，犹树之有根也。凡人左手属阳，右手属阴。又关前属阳，关后属阴。汗多亡阳，下多亡阴。诸阴为寒，诸阳为热。又人迎脉紧盛，大于气口一倍，为外感风寒；气口脉紧盛，大于人迎一倍，为内伤饮食；若人迎、气口俱紧盛，为夹食伤寒，内伤外感俱见也。阳脉取于人迎，阴脉决于气口。阳脉不和，病主四肢；阴脉不和，病主腹脏。

脉分廿四种

盖人之受病已不同，则脉之主病亦各异。是以大而分，有七表、八里、九道之殊称；细而辨，有二十四①种之别号。七表者，浮、芤、滑、实、弦、紧、洪也歌曰：浮按不足举有余，芤脉中空两畔居。滑体如珠中有力，实形逼逼与长俱。弦如始按弓弦

---

① 四：此字下原衍"之"字，据文义删。

状，紧若牵绳转索初。洪举按之皆极大，此名七表不同途。见之于病，为中风、失血、吐下、拘急、疼痛、热歌曰：浮为中风芤失血，滑吐实下分明别。弦为拘急紧为疼，洪大从来偏主热；八里者，微、沉、缓、涩、迟、伏、濡、弱也歌曰：微来如有又如无，沉举全无按有余。迟缓息间三度至，濡来散止细仍虚。伏须切骨沉相类，弱脉沉微指下图。涩脉如刀轻刮竹，分明八里坦如途。见之于病，寒、结痞、血少、气滞同筋痿、积聚、不足、少乎精气歌曰：迟寒缓结微为痞，涩因血少沉气滞。伏为积聚濡不足，弱则筋痿少精气；九道者，长、短、促、结、虚、细、代、牢、动也歌曰：长脉流利通三部，短脉本部不及些。虚脉迟大无力软，促脉来数急促欤。结脉时止而迟缓，代脉不还真可吁。牢脉如弦沉更实，动脉鼓动无定居。细脉虽有但如线，九道之形乃自殊。见之于病，为阳毒、焦热、诸般气病彰、血少、热惊、疼、积闷、虚劳、血痢、又知崩歌曰：长为阳毒三焦热，短气壅郁未得畅。促阳气拘时兼滞，虚为血少热生惊。代主气耗细气少，牢气满急时主疼。结主积气闷兼痛，动是虚劳血痢崩。然七表属阳，八里属阴，九道有阳有阴。大抵元气之来，力和而缓；邪气之至，力强而峻。凡尺脉上不至关为阴绝，寸脉下不至关为阳绝。阴阳相绝，人何以依。

二十四种脉主病

浮：不沉也按之不足，轻举有余，自皮肤上得之，阳也，金也为风虚动之候，为病在表，为热，为痛，为呕，为风，为痞，为满不食而表热，为喘。浮而大伤风鼻塞，浮而疾宿食，浮而滑痰饮。左寸浮主伤风发热、头痛目眩及风疼，浮而虚迟心气不足、心神不安，浮而散心气耗、虚烦，浮而洪数心经热；关浮腹胀，浮而数风热入肝经，浮而促怒气伤肝、心胸逆满，浮而大胸胁胀满；尺浮膀胱风热、小便赤涩，浮而芤男子小便血、妇人崩带，浮而迟冷疝、脐下痛。右寸浮肺感风寒、咳喘清涕、自汗体倦，浮而洪肺热而咳，浮而迟肺寒喘嗽、作欠；关浮脾虚、中满不食，浮大而涩宿食，浮而迟脾胃虚。尺浮风邪客下焦，大便秘，浮而虚元气不足，浮而数下焦风热，大便秘。瘦人得浮脉，三部相得曰肌薄。肥人得之，未有不病者也。

沉：**不浮也**轻手不见，重手乃得，自肌肉之下得之，阴①也，水也为阴逆阳郁之候，为病在里，为实，为寒，为气，为水，为停饮，为癥瘕，为胁胀，为厥逆，为恐慑，为腰痛，为涩水，为洞泄。沉细少气，沉迟瘤②冷，沉滑宿食，沉伏霍乱，沉数内热，沉迟内寒，沉弦心腹冷痛。左寸沉心内寒邪为痛，胸中寒饮胁疼；关沉伏寒在经，两胁刺痛，沉弦痃癖内痛；尺沉肾脏感寒，腰背冷痛，小便浊而频，男为精冷，女为血结，沉而细胫酸阴痒，溺有余沥。右寸沉肺冷，寒痰停蓄，虚喘少气，沉而紧滑咳嗽，沉细而滑骨蒸寒热，皮毛焦干；关沉胃中寒积，中满吞酸，沉而紧悬饮；尺沉病水，腰脚疼，沉而细下利，又为小便滑，脐下冷痛，伤寒阳证。两寸沉曰难治，平人两寸沉曰无阳，必艰于寿。

迟：**不及也**医者一呼一吸，病者脉来三至曰迟，一至二至则又迟矣。阴脉也，为阴盛阳亏之候，为寒、为痛、为不足。浮而迟表有寒，沉而迟里有寒，居寸为气不足，气寒则缩，居尺为血不足，血寒则凝。左寸迟心上寒，精神多惨，关迟筋寒急，手足冷，胁下痛，尺迟肾虚便浊，女人不月。右寸迟肺感寒，冷痰气短，关迟中焦寒及脾胃伤冷物不食；尺迟为脏寒泄泻，为小腹冷痛，腰脚重。

---

① 阴：原作"冷"，据《脉语》上卷改。
② 瘤：原作"病"，据《诊家枢要》改。

数：太过也医者一呼一吸，病者脉来六至曰数，过平脉两至也。阳脉也，为阴虚、为热、为烦满，上为头痛上热，中为脾热口臭、胃烦呕逆，左为肝热、目赤肿，右为小便黄赤、大便秘涩。**浮数**表有热，**沉数**里有热，七至曰甚，八九至以上皆为不治，数而坚如银钗之股，曰蛊毒。若婴童纯阳之气，则七至八至又其常也不在大人之例。

滑：不涩也往来流利、如珠走盘曰滑，阳也，土也，为血实气壅之候，血不胜于气也。为呕吐，为痰逆，为宿食，为经闭。滑而不断绝经不闭，有断绝者经闭。上为呕逆，下为气结。**滑而数**为热结。**左寸滑心热，滑而实大心惊舌强**；**关滑肝热，头目为患；尺滑小便淋沥，尿赤，茎中痛。右寸滑痰饮呕逆，滑而实肺热、毛发焦、膈壅、咽干、痰嗽、头目昏、涕唾黏；关滑脾热口臭及宿食不化、吐逆，滑实胃热；尺滑**因相火炎而引饮多，脐冷腹鸣，或时下利，**滑而收敛**脉形清者血有余，**滑而三五不调**脉形浊者痰也，妇人主血实气壅、月事不通。**若和滑**为有孕，**两寸滑**痰火，**一手独滑**半身不遂。

涩：不滑也虚细而迟，如轻刀刮竹皮之状曰涩。阴也，金也，为气多血少之候，为雾露、为血枯、为精涸、为盗汗、为心痛、为不仁。**浮而涩**表恶寒，**沉而涩**里燥涸，**两寸涩**甚液不足，**两关涩**甚血不足，**两尺涩**精不足，必艰于嗣。女子有孕为胎痛，无孕为败血病。**左寸涩**心神虚耗不安及冷气心痛，**关涩**肝虚血散、肋胀胁满、身痛，**尺涩**男子伤精及疝，女人月事虚败，若有孕，主胎漏、不安。**右寸涩**荣卫不和、上焦冷痞、气短臂痛，**关涩**脾弱不食、胃冷而呕，**尺涩**大便涩、津液不足，小腹寒、足胫痛冷。

紧：举按急数，指下如转索劲急曰紧。为邪风激搏于荣卫之间，阴阳相搏也。为痛、为寒、为筋挛、为中恶。**紧而洪**痈疽，**紧而数**

中毒、寒热，**紧而细**疝、瘕，**紧而涩**寒痹，**紧而浮**伤寒身疼，**紧而沉**腹中有寒，为风痫。**左寸紧**头热目痛、项强，**紧而沉**心中气逆、冷痛；**关紧**心腹满痛、胁痛肋急，**紧而盛**伤寒、浑身痛，**紧而实**痃癖、内胀痛；**尺紧**腰脚、脐下痛，小便难。**右寸紧**鼻塞膈壅，**紧而沉滑**肺实咳嗽；**关紧**脾、腹痛，吐逆，**紧而盛**腹胀伤食；**尺紧**下焦筑痛。

缓：脉举按大而慢，一息四至，状如琴弦久失更张、纵而不整曰缓，阴也，土也为病不足、为风、为表虚、为痹、为弱、为疼，在上为项强，在下为脚弱。与迟脉不同，迟以数言，缓以形言，其相别远矣。若脉来不浮不沉，中取之从容和缓者，脾之正脉也。**浮而缓**卫气伤，**沉而缓**荣气弱，诸部见缓脉皆不足，谓其不鼓也。**左寸缓**心气不足、怔忡多忘，亦主项背急痛，**关缓**风虚眩晕、腹胁气绝，**尺缓**肾虚冷、小便数、女人月事多。**右寸缓**肺气浮、言语短气；**关缓**胃弱气虚，**浮缓**脾气虚弱，不沉不浮，从容和缓乃脾家本脉也；**尺缓**下寒脚弱、风气秘滞，**浮缓**肠风泄泻，**沉缓**小腹感冷。

虚：按之不足，迟大而软，轻举指下豁然而空，有表无里曰虚，为气血两虚之候。为暑、为肠癖、为阴虚、精气不足，为烦满多汗、为小儿惊风、为多惊。**左寸虚**惊悸，**关虚**肝虚。**右寸虚**喘息，**关虚**脾弱。**两尺虚**肾怯，兼涩者必艰于嗣。

实：浮取之、中取之、沉取之，三字皆有力曰实，为三焦气满之候，阴中之阳也，土也，为病在里。**实而静**为热、为呕、为痛、为气塞、为气聚、为食积、为伏阳在内，三部相得曰气血有余，为下痢，**实而躁**三部不相得曰里有邪也，当下；若一部独实，必辨脏腑而责之；妇人尺中实，必其有孕。**左寸实**心中积热、口舌疮、咽痛，**实而大**头面热风、烦躁体疼、面赤，**实而浮大**肝盛、目暗赤痛；**尺实**少腹痛，小便涩，**实而滑**淋沥、茎痛、溺赤，**实而大**膀胱热，溺难，实而紧腰痛。右寸实胸中热、痰嗽、烦满，**实而浮**肺热，咽燥痛，喘嗽气壅①；**关实**伏阳蒸内、脾虚食少、胃气滞，**实而浮**脾热、消中善饥、口干劳倦；**尺实**脐下痛、便难或下痢。

小：脉形减于常脉一倍曰小，《脉经》有细而无小，阴也，病为不足，若无病之人两手三部皆小，上下往来皆从此禀质之清，不在病例。若一部独小，一手独小曰病。**乍大乍小邪祟**，诸部小而急瘕疝，在阳为阳不足，在阴为阴不足，**前大后小头痛目眩，前小后大胸满气短**。

大：脉形加于常脉一倍曰大，阳也。浮取之，若浮而洪；沉取之，大而无力。为血虚气不能相入也。若得病而脉始大，或久病而脉暴大，此为邪盛，经曰大则病进是也。若平人三部皆大，往来上下自如，乃禀质之厚，亦不在病例。若一部独大、一手独大，斯可以占病矣。

长：按之则洪大而长，过于本位相引曰长，阳也，木也，气血俱有余也，属阳毒内蕴，三焦烦郁，为壮热。**长而软**滑气冷，**长而坚搏**气病，上部主吐、中部主饮、下部主疝，**长而洪**颠狂病，**长而搏**阳明病，女人左关独长多淫，男人两尺修长多寿。

短：两头无中间有，不及本位曰短，阴也，金也气不足以前导其血，为阴中伏阳，为三焦气壅，为宿食不消，上不至关阳绝，下不至关阴绝，**乍短乍长邪祟，寸短头痛，关短宿食，尺短胫冷**。过于悲哀之人，其脉多短，可以占气之病矣。

芤：浮大而软，按之中空，实如按葱叶中心空虚曰芤，为失血之候，阴去阳存之脉也。主上下出血、遗精盗汗。大抵气有余血不足，血不能充气，故虚而大，若芤之状。**左寸芤**主心血妄行，为吐为衄，

---

① 壅：原无，据《诊家枢要》补。

关芤主胁间血气痛或腹中瘀血，亦为吐血、目暗，尺芤小便血，女人月事为病。**右寸芤**胸中积血，为衄为呕，**关芤**肠癖瘀血及呕血、不食，**尺芤**大便血，又云前大后细，脱血也，非芤而何。

伏：不见也，轻重取之皆不得，必按至于骨乃见曰伏，阴也，水也，为阴阳潜伏、关格闭塞之候。为积聚、为疝瘕、为少气、为忧思、为痛甚、为霍乱、为溏泄、为停食、为水气、为荣卫气闭而厥逆。关前得为阳伏，关后得为阴伏，**伏而数**热厥，亢极而兼水化也，**伏而迟**寒厥，阴极而气将绝也。**左寸伏**心气不足，神不守常，沉忧抑郁，**关伏**血冷、腰脚痛及胁下有寒气，**尺伏**肾寒精虚、疝瘕寒痛。**右寸伏**胸中气滞、寒痰冷积，**关伏**中脘积块作痛及脾胃停滞，**尺伏**脐下冷痛，下焦虚寒，腹中痼冷。

洪：大而实也，犹洪水之洪，脉来大而鼓也，若不鼓则脉形虽阔大，不足以言洪。若江河之大若无波涛汹涌，不得谓之洪，阳也，火也。为荣络大热，火气燔灼之候。为表里皆热、为烦、为咽干、为大小便不通。**左寸洪**心经积热、眼赤、口疮、头痛、内烦，**关洪**肝热及身痛、四肢浮热，**尺洪**膀胱热、小便赤涩。**右寸洪**肺热毛焦、唾黏咽干，**洪而紧**喘急；**关洪**胃热反胃、呕吐口干，**洪而紧**胀；**尺洪**腹满、大便难或下血，**洪而有力**实火，**洪而无力**虚火，**洪而急**胀满，**洪而滑**热痰，**洪而数**其人暴吐中毒、诸失血、遗精白浊。**盗汗脉洪难已，伤寒汗后脉洪死。**

濡：无力也，虚软无力，应手散细，如绵絮之浮水中，轻手即来，重手却去，为血气俱不足之候。为少气、为无血、为疲损、为自汗、为下冷、为痹。**左寸濡**心虚易惊，盗汗短气，**关濡**荣卫不和、精神离散、体虚少力，**尺濡**男为伤精，女为脱血、小便数、自汗多。**右寸濡**关热憎寒、气乏体虚，**关濡**脾软不化物，胃虚不进食，**尺濡**下元冷惫、肠虚泄泻。

弦：脉来如按琴瑟弦曰弦，为气血收敛不舒之候，阴中之阳也，木也。为①病在肝，为②寒在少阳。有偏弦，有双弦。**偏弦**脉来欹斜，为流饮作痛，**双弦**脉来如引二线，为肝实、为痛。若单弦只一线耳，或经络间为寒所滞，为痛、为虐、为拘急、为寒热、为血虚盗汗、为寒凝气结、为冷痹、为疝、为饮、为劳倦，**弦而数**为劳虐，双弦胁急痛，**弦而长**积。**左寸弦**头痛心惕、劳伤、盗汗乏力，**关弦**胁肋痛、痃癖，**弦而紧**为疝瘕，为瘀血，**弦而小**寒癖；**尺弦**小腹痛，**弦而滑**腰脚痛。**右寸弦**肺受寒咳嗽，胸中有寒痰，**关弦**脾胃伤冷、宿食不化、心腹冷痛，又为饮③，**尺弦**脐下急痛、不安、下焦停水。

弱：不盛也，极沉细而软，按之欲绝未绝，举之即无，由精气不足，故脉萎弱而不振也，为元气亏耗、为萎弱不前、为痼冷、为关热、为泄精、为虚汗。老得之顺，壮得之逆。**左寸弱**阳虚、心悸自汗，**关弱**筋痿无力，妇人主产后客风面肿，**尺弱**小便数、肾虚耳聋、骨肉酸痛。**右寸弱**身冷多寒、胸中短气，**关弱**脾胃虚、食不化，**尺弱**下焦冷痛、大便滑。

微：不显也，依稀轻细，若有若无，为气血俱虚之候，阴也。为虚弱，为泄，为虚汗，为崩漏、败血不止，为少气，**浮而微**阳不足必身恶寒，**沉而微**阴不足，主脏寒下痢。**左寸微**心虚忧惕、荣血不足、头疼胸痞、虚劳盗汗，**关微**胸满气乏，脾虚泄泻，四肢恶寒、拘急，**尺微**败血不止，男为伤精尿血、女为崩带。**右寸微**上焦寒痞、冷痰不化、中寒少气，**关微**胃寒气胀、食不化、脾虚噫气、心腹冷痛，**尺微**脏寒泄泻、脐下冷痛。

动：脉来厥厥摇动，寻之有，举之无，不往不来，不离其处，多

---

① 为：原无，据《脉语》上卷补。
② 为：原无，据《脉语》上卷补。
③ 饮：原作"敛"，据《诊家枢要》改。

于关部见之。阴固于外，阳战于内，故有此脉。为痛、为惊、为虚劳体痛、为崩脱、为泄痢。《伤寒论》云：阴阳相搏曰动，阳动则汗出，阴动则发热、形冷、恶寒。数脉见于关上，上下无头尾。

牢：坚牢也，脉沉而有力、动而不移曰牢，牢守其位，不上不下也，阳也。此精血遗亡而气独守，故主半产漏下、男子遗精，为里实表虚、胸中气促，为劳伤痿极。若中风而得之者，阴虚而风劲也；感湿而得之者，土亢而风木承之也，此之谓无胃气。经曰：脉不往来者死。其斯之谓乎！

促：数时一止曰促，有断促之义，阳脉之极也，阳独盛而阴不能和之也。为气结、为痈疽、为狂、为怒、为瘀血发斑。又为气、为血、为饮、为食、为痰。渐退者生，渐进者死。

结：迟时一止曰结，有结滞之义，阴脉之极也，阴独盛而阳不能入之也。为癥结、为寒气、为七情所郁。**浮结**寒邪滞经，**沉结**积气在内，又为气、为血、为饮食、为痰，故结、促皆病脉，则近于死可知矣。

代：更代也，脉五来一止不复增减曰代，七来一止不复增减亦名曰代。然则代者止而有常，如四时之更代不差也。后人以脉来止而难回曰代。主形容羸瘦，口不能言。若不因病而人羸瘦，其脉代止，是一脏无气，他脏代之，真危亡之兆也。若因病而气骤损，以至元气不续，或风家、痛家脉见代止，只为病脉，故伤寒家亦有心悸而脉代者。腹心痛亦有结涩止代不匀者，勿以为凶。盖凡痛之脉不可准也。又妊娠之脉或有代者，必三月余胎也，亦无虑焉。霍乱之候亦有之，此病脉也。他病得此脉者必死不疑！

散：脉来涣散不聚曰散，阳也，火也，夏令之脉也。违其时而得之者，血亡而气欲去也。散而滑为妊娠，心部散、心多喜为气血耗散、脏腑气绝，在病脉主虚阳不敛，又主心气不足，非佳脉也。

毛：脉来浮涩，类羽毛也，金也。为病与涩脉同。

钩： 脉来前曲后踞，如带钩也。上古论脉，称钩而不称洪，古之钩即今之洪乎。

石： 阳至而绝曰石，肾之危脉也，水绝不能济火，故有此脉。

溜： 脉来如水之溜曰溜，阴阳和平，无相胜负之脉也，其即滑而清之谓乎。

疾： 呼吸之间脉七八至曰疾，似元阳无制，亦有寒热、阴阳、真假之异。若果疾兼洪大而坚，是明真阴垂绝，阳极难遏。如系按之不鼓，又为阴邪暴虐、虚阳发露之征，然要皆难治之证。**疾而洪大苦烦满，疾而沉数**苦腹痛，皆为阴阳告绝，惟暴厥暴惊，脉见急数，俟平稍愈为无碍耳。其有脉虽见疾而或不大不细，则病尚犹可治。

革： 弦大而数，浮取强直而按则中空，为变革之象曰革，凡亡血失精、肾气内惫及或虚寒相搏，故脉少其和柔而有中空之状。若不固肾补精、舒木除寒，而以革浮属表，妄用升发，其不真阴告绝者鲜！仲景曰：弦则为寒，芤则为虚，虚寒相搏，此名曰革。男子亡血失精，妇人半产漏下。经曰：三部脉革，长病死，猝病①生。

奇经八脉

任脉起于中极底脐下四寸，穴名中极。任脉起于其下二阴之交会阴之穴，任由会阴而行腹，督由会阴而行背，以上毛际循腹里行中极穴。上于关元脐下三寸，穴名至咽喉，上颐循面入目是络于承泣。

冲脉起气街并少阴肾脉，夹②脐上行胸中至任脉当脐中而上，冲脉夹脐旁而上。以上并出《素问·骨空论》。冲为五脏六腑海冲为血海，五脏六腑所禀气。上渗诸阳经灌诸精上出颃颡，从下冲

---

① 病：原作"死"，据《脉经》卷四改。
② 夹：原作"侠"，据汪昂《经络歌诀》改，下同。

上取兹义故名冲。亦有并肾下行者，注少阴络气街出。阴股内廉入腘中膝后曲处，伏行骬骨内踝际。下渗诸阴肝、脾、肾灌诸络，以温股内至跗指循足面下涌泉，入足大指。，此段出《灵枢·逆顺肥瘦篇》。

督脉起少腹骨中央，入系廷孔女人阴廷、溺孔之端，即窈漏穴络阴器。合篡二阴之交名篡至后别绕臀，与巨阳络太阳中络少阴比与膀胱、肾二脉相合。上股内后廉贯脊属肾行，上同太阳①起目内眦。上额交巅络脑间，下项循肩膊内仍夹脊。抵腰络肾此督脉并太阳而行者循男茎男子阴茎，下篡亦与女子类。又从少腹贯脐中央，贯心入喉颐及唇环唇。上系目下中央际，此为并任此督脉并任脉而行者亦同冲脉。大抵三脉同一本冲、任、督三脉皆出于会阴之下，一源而三歧，异名而同体，《灵》《素》言之每错综《灵枢·五音五味篇》：冲脉、任脉皆起于胸中，上循背里。是又言冲、任行背。故经亦有谓冲脉为督脉者，古图经有以任脉循背者谓之督，自少腹直上者谓之任，亦谓之督。今人大率以行身背者为督，行身前者为任，从中起者为冲。然考任、督二经所行穴道一在身前，一在身后，而冲脉居中则无穴道，似当以此说为正。督病少腹上冲心病，不得前后二便不通冲疝攻此督脉为病同于冲脉者。其在女子为不孕冲为血海，任主胞胎，嗌干脉循咽喉遗溺及痔癃络阴器合篡间，此督脉为病同于冲、任者。任病男疝内结七疝女瘕带带下、瘕聚，即妇人之疝，冲病里急气逆冲血不足故急，气有余故逆。此段出《素问·骨空论》。督者，督领诸经之脉也；冲者，其气上冲也；任者，女子得之以任养也。

跷阴跷脉乃少阴肾之别脉，起于然骨足内踝大骨之下照海穴

---

① 阳：原作"阴"，据汪昂《经络歌诀》改。

至内踝。直上阴股入阴间，上循胸入缺盆过。出人迎前胃经，颈旁动脉入颀颡眦目内眦睛明穴，合于太阳阳跷和阳跷脉始于膀胱经之申脉穴，足外踝下陷中。此段出《灵枢·脉度篇》。此皆《灵》《素》说奇经任脉、冲脉、督脉、带脉、阳跷、阴跷、阳维、阴维谓之奇经八脉，带及二维未说破带脉约束一身，如带；阳维、阴维周围一身之脉。《内经》俱未言其行度。

怪脉指掌世论怪脉，大都八种，今考于经，

殆不止此，尽著出以广学者之见闻

涌泉一名沸釜，脉在筋骨间，涌涌而至，如泉之涌出。

浮合脉来后至者，反凌乎前，如浮波之合。

弹石脉在筋骨间，劈劈然而至，如石之弹指也。

雀啄脉之连来三五下，且坚且锐，如鸟之啄也。

屋漏脉来良久一滴，溅起而无力也。

解索脉来如乱绳初解之状，散乱之意也。

鱼翔脉来浮，中间一沉，如鱼之出没。

虾游脉来沉，中间一浮，如虾之动静。

偃刀脉来一丝坚劲，如循锋刃之芒，一名循刃。

转豆脉来形大，且坚且短且涩，一名泥丸。

火新脉来如火新燃之状，随起随灭。

散①叶脉来如散落之叶，不常其状也。

省客脉来如省问之客，旋复去。

交漆脉来左右两旁，至如交漆之下，袅袅然②而交也。

---

① 散：原作"败"，据《脉语》上卷改，下同。

② 袅（niǎo 鸟）袅然：缭绕，摇曳貌。

横格脉来横阻，如木之横格于指下。

弦缕脉来细而直，亦偃刀①之别名也。

委士脉来如委颓之士，顽而虚也。此亦革之别名也。

悬痈脉来如悬赘之痈，丸丸左右弹而根不移也。

如丸脉来滑不直手，按之不可得也。

如舂脉来极洪极实，如杵之舂。

如喘脉来如喘人之息，有出而无入。

霹雳脉来静时，忽鼓数下而去，如霹雳之轰空。

关格人迎四盛以上为格阳，寸口四盛以上为关阴。

覆溢脉来冲逆，溢上于鱼际曰溢；脉来洪滑，陷入于尺中曰覆。亦曰关格。

以上诸脉，古称死候，苟至于此，虽上工无所用其技。

诸病宜忌脉

中风宜浮、迟，忌急、实、大、数。

中恶宜浮、缓，忌坚、数、浮、大。

中毒宜洪、大而迟，忌细、微。

伤寒未得汗宜阳脉，忌阴脉；已得汗宜阴脉洪、大，忌阳脉沉、细。温病亦同。

伤暑宜浮、濡，忌坚、急、弦、小。

腹胀宜浮、大，忌沉、小。

下痢宜沉、细，忌浮大。身热忌数。若腹中有积，又忌虚弱。

病热忌静。

癫狂宜实、大，忌沉、细。

---

① 刀：原作"月"，据《脉语》上卷改。

消渴宜数、大，忌虚、小。

水病宜浮、大，忌沉①、细。

上气宜浮洪②，忌微迟③。

霍乱宜浮、洪，忌微、迟。盖脉实则病在中，脉虚则病在外，脉涩皆所忌。

腹痛宜沉、细，忌浮、大、弦、长。

脱血宜阴脉，忌阳脉。

心痛宜浮、滑，忌短、涩。

头目痛宜浮、滑，忌短、涩。

病泄脉忌大。

喘急宜浮、滑，忌短、涩。

金疮失血太多则宜细、微，忌紧、数，阴脉不至阳者死。

坠伤腹胀，内有蓄血，宜坚强，忌小弱。

痹痿宜虚、濡，忌紧、急。

癥积宜沉、实，忌虚弱。

新产宜沉、细、缓、滑，忌实、大、弦、紧；又宜小、实，忌虚、浮。

带下宜迟、滑，忌急、疾。

蟨蚀宜虚、小，忌紧、急。

唾血宜沉、弱，忌实、大。

鼻衄宜沉、细，忌浮、大。

吐血宜沉小，忌实大。

肠癖下脓血宜浮、小、沉、涩，忌数、疾。

---

① 沉：原无，据《脉语》上卷补。
② 洪：《脉语》上卷作"匿"。
③ 微迟：《脉语》上卷作"坚强"。

内伤宜弦、紧，忌小、弱。

温病发热忌脉反小。

腹痛宜虚、小、迟，忌坚、大、疾。

八风宜避风能发屋折树，扬沙起石，

所以能开发人之腠理。体虚弱、病初起者当避

从正南方来，名曰大弱风。其伤人，内舍于心，外在于脉，其气主为热夏至为实风，冬至为虚风。

从西南方来，名曰谋风。其伤人，内舍与脾，外在于肌，其气主弱立秋为实风，立春为虚风。

从东南方来，名曰弱风。其伤人，内舍与胃，外藏于肌肉，其气主体重夏至为实风，冬至为虚风。

从正东方来，名曰婴儿风。其伤人，内舍与肝，外在于筋纽，其主为身湿春分为实风，秋分为虚风。

从东北方来，名曰凶风。其伤人，内舍与大肠，外在于两胁、腋骨下及肢节立春为实风，立秋为虚风。

从正北方来，名曰大刚风。其伤人，内舍与肾，外在于骨与肩背之膂筋，其气主为寒冬至为实风，夏至为虚风。

从西北方来，名曰折风。其伤人，内舍于小肠，外在于手太阳脉，脉绝则溢，脉闭则结秋分为实风，春分为虚风①。

从正西方来，名曰刚风。其伤人，内舍与肺，外在于皮肤②，其主气为燥秋分为实风，春分为虚风。

八风伤人，皆从其虚之所袭，乃能病人，故圣人云：避风如避恶

---

① 秋分为实风，春分为虚风：《丹台玉案》作"立冬为实风，立夏为虚风"，当是。

② 肤：原作"虚"，据《丹台玉案》改。

人。良有以也!

夫人一身，周十二经络，运二十四脉。脉也者，气血之先，经络之应，其理深，其形隐，非三折股、九折臂者，不能精使。脉理不精，诚不如问证下药之为有益也。古人云：未诊先问，最为有准。又云：只图愈疾，不图困医。明其不贵切脉，但求问证耳!使疾病家必欲以功脉试医生之术，是欲以困人，实先以自杀。愿世之医者、病者，均无忽以自误可也。

校注后记

一、作者考释

《医宗宝镜》为成书于清代的一部综合性医书，旧题作"龙虎山张真人秘本"，不著撰者姓名，《中国中医古籍总目》认为其系清·邓复旦（生平不详）所撰。然而由于没有直接的证据能够证明邓复旦即为该书的作者，且邓氏其人其事亦不可考，故而关于该书的作者问题，仍有待做进一步的考证。

原书邹璞园（辉山氏）所作序文称"真人与江左复旦邓先生有旧谊，因传其书"，严格而言，单据此当不能断定该书的作者即为邓复旦。按照序言的说法，我们认为当有两种可能：或者该书确由邓复旦所编，但在刊印时故意不加署名，而是假借"龙虎山张真人"之名以广其流传；或者该书与邓复旦无关，序言中的说法只是作序者的附会之辞。经查序言的作者邹璞园出自清代有名的福建四堡邹氏刻书氏家，其世代以刻书、贩书为业，据此则《医宗宝镜》又极有可能系由邹氏书坊自编自刻而成。

二、版本流传考辨

《医宗宝镜》初刊于清嘉庆三年（1798），由凌云楼梓行，清末民初又经过多次石印出版，现存各种版本的印本数量颇丰。经过系统的调研分析，该书的各个版本及其流传情况如下。

1. 清嘉庆三年（1798）凌云楼刻本

该版本为《医宗宝镜》的初刻本，其在卷前有邹璞园（辉山氏）于嘉庆三年端阳日所作的序文，且在总目第一页上第三行刻有"书林凌云楼梓行"字样，此即为确定版本名称的主要信息依据。该版本计有两册，五卷，版框左右双边，正文部分无界格，版心花口，单鱼尾，上记书名，中间记卷次及正文对应各部分的标题，下记页次。序言部分每半页6行，行14字；正文部分每半页8行，分大小字，大字单行，行20字，小字注文双行，行字数同。其版式、字体以及雕刻风格等都与嘉庆年间的坊间刻本基本一致，纸张亦选用当时坊间较为流行的毛边纸，呈米黄色，质地略显粗糙。同时该版本的版面紧促拘束，刻工粗糙，文字着墨不匀者有之，漫漶不清者有之，错讹不通者亦有之，甚至在第三卷末还出现有整块版片前后倒置的错误，该版本的上述缺点也与当时坊间刻本普遍存在的校刻俱不精的特点一致。虽然如此，该版本还是基本上保存了原书的全部内容，并且有多个印本流传了下来，为后人对该书的整理研究提供了最基本的依据。

虽然史料中尚没有"凌云楼"的信息记载，但可以设想其一定是清代民间的书坊之一。清代的民间刻书业曾经盛极一时，大大小小的书坊遍及大江南北，以经营刻书、贩书业务为主。为了吸引读者的注意以谋取利益，书商往往会在书籍的出版上大做文章，各种手段和花样无所不用其极。《医宗宝镜》的刊行显然是受到这种风气的影响，该书初刻本的题名页刻成三行，除了中间一行刻书名外，还在首行刻有"龙虎山秘本"，末行刻有类似内容提要式的小字注文（70余字），上栏以上横排刻有"医林第一书"字样，可谓别出心裁。这种版本设计显然具有类似于做"广告"的用意，特别是在注文里还声称该书为"龙虎山张真人家藏秘本"，又称其为"杏林中之全璧，医学内之捷径"，这样既抓住了人们的神仙信仰以及猎奇的心态，又过分夸大了书籍的学术水平和功能，其目的即全在于售书牟利。

2. 清末民初的三种石印本

《医宗宝镜》的另外三个版本均为清末民初的石印本，由当时的民营出版发行机构印行。由于引进了新式的石印技术，其文稿大都采用手写软体楷书，字体可大可小，笔画清晰流畅，印刷后的书籍版面整洁，文字清爽，易于辨认。同时为了适应书籍在市场上流通的需要，石印书籍的开本往往不大，行多字小，每版的容量大为增加，石印书籍的装订也显得简洁规整。今观该书的三种石印本，均与上述石印书籍的特征一致，部头也较初刻本大为缩减，其中清末上海蜚英书局石印本和民国上海锦章书局石印本的开本大小均为 20cm×13.2cm，前者版框四周双边，无界格，版心花口，单鱼尾，上记书名，中间记卷次及正文对应各部分的标题，下记页次，每半页 14 行，行 32 字（其版本特征又与民国上海文瑞楼石印本一致）；后者版框四周双边，有界格，版心花口，单鱼尾，上记书名，中间只记卷次而无标题，下记页次，每半页 18 行，行 40 字。

清末上海蜚英书局石印本在书名页题有"上海蜚英书局印行"字样，其内容则基本上是依据初刻本的内容编排，并做了以下改动：①该版本计有二册，为四卷本，系将原书的第三卷"医方"、第四卷"论证"并作"医方论"一卷，同时又将"十二经脉歌"归入"脉诀"卷；②该版本在"脉诀"部分所绘之图与原书所绘各图相比都有明显改动。该版本的出版年份不详，但是从其印本的传世量极少等特点来看，《中国中医古籍总目》将其出版年代定于清末是准确的，且应该是该书最早的石印本。

民国上海文瑞楼石印本计有四册，亦为四卷本，每卷各成一册，封面上题有"上海棋盘街文瑞楼印行"字样，书名页则有"上海文瑞楼印"牌记，该版本除了序言部分外，其余部分从版式、字体到内容都与蜚英书局本一致，特别是其中所绘之图也与蜚英书局本相差无几，两种版本之间仅有细微的差别，可见二者必然存有渊源关系。况且现存属于上海文瑞楼石印本的印本为数众多，显然要比蜚英书局本更为流行，由此可以推测该版本当出现在蜚英书局本之后，并且是在蜚英书局本的基础上略加修饰后即行出版发行的。

民国上海锦章书局石印本计有两册，为五卷本，每册各卷次采用连续页码编排，书名页题有"上海锦章图书局印行"字样，从内容上看则与初刻本极为接近，其卷次的编排以及所绘各图也与初刻本一致，可见该版本必是以初刻本作为底本石印出版的，并将初刻本第三卷末版片前后倒置的错误纠正了过来。同时由于锦章书局石印本的印刷质量更高，几可与当时铅印本的效果相媲美，故当为稍晚时候的石印本，只是因为其所据之底本不佳，校勘又不精深，故书中错字、漏字之处甚多。

三、《医宗宝镜》所引古代中医著作详释

《医宗宝镜》分为四卷，其中卷一述药性，卷二列医方，卷三论诸证，卷四为脉学，且各部分内容大都出自历代中医名著精华。现将该书所征引的历代中医著作详释如下。

卷一药性中"药性总义"出自《本草备要·药性总义》；"诸药阴阳论"以下均出自《珍珠囊补遗药性赋》，仅有所裁剪变化。其中"寒、热、温、平药性赋"中小字注释部分为编者所加，注文内容则出自《本草备要》；"君臣佐使论""配制药方论"当为编者所作，但仍沿袭了前人的观点，而其后所附"当归拈痛汤、天麻半夏汤"二方则出自《医学启源·卷之下·五行制方生克法附方》。

卷二医方中"医方总义"出自《仁斋直指方论·卷之二·附证治赋》；其余方歌部分编者亦已言明系增附《汤头歌诀》，其中"［附］救荒避谷简便奇方歌"为《汤头歌诀》所未见，可能系编者所作，但所论仍属前人的知识。

卷三论证中"病机赋"出自《明医指掌·卷一·病机赋》；"辨证秘旨"出自《仁斋直指方论·卷之一·附病机赋》；"伤寒总论赋"以下至"论儿科诗"均出自《医方捷径指南全书》；"论劳损歌""论死病歌"则分别出自《证治准绳·杂病·第一册诸伤门·虚劳》及《证治准绳·伤寒·卷一总例·附死证歌》。

卷四脉诀中"十二经脉歌"及"奇经八脉"出自清·汪昂《经络歌诀》；"十二经络图"至"轮经络孙图"等诸图以及"八风宜避"则出自《丹台玉案·卷之一·灵兰秘典篇》；"诊脉总诀"以下至"脉分廿四种"等诸脉论均出自《古今医鉴·卷一·脉诀》；"二十四种脉主病"出自《脉语·上卷·诸脉状主病》及《诊家枢要·脉阴阳类成》；"怪脉指掌""诸病宜忌脉"则分别出自《脉语·上卷·怪脉类》《诸病宜忌脉》。

《医宗宝镜》从内容而言虽属转引荟萃，鲜有己见，然其编排自成一体，采摘广博精要，仍不失为一部医学入门及普及佳作，有其一定的文献价值和学术价值。

总 书 目

本　草